TEMAS DE PREVENÇÃO EM SAÚDE

COORDENAÇÃO
NEWTON BARROS

ENTENDENDO AS
DOENÇAS CARDIOVASCULARES

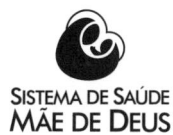

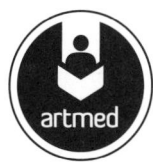

NOTA

A medicina é uma ciência em constante evolução. À medida que novas pesquisas e a experiência clínica ampliam o nosso conhecimento, são necessárias modificações no tratamento e na farmacoterapia. O organizador/coautores desta obra consultaram as fontes consideradas confiáveis, num esforço para oferecer informações completas e, geralmente, de acordo com os padrões aceitos à época da publicação. Entretanto, tendo em vista a possibilidade de falha humana ou de alterações nas ciências médicas, os leitores devem confirmar estas informações com outras fontes. Por exemplo, e em particular, os leitores são aconselhados a conferir a bula de qualquer medicamento que pretendam administrar, para se certificar de que a informação contida neste livro está correta e de que não houve alteração na dose recomendada nem nas contraindicações para o seu uso. Essa recomendação é particularmente importante em relação a medicamentos novos ou raramente usados.

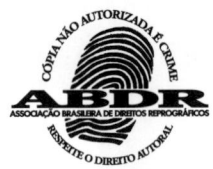

E61   Entendendo as doenças cardiovasculares / coordenação, Newton Barros ; organizadores, Salvador Ramos ... [et al.]. – Porto Alegre : Artmed, 2014.
104 p. : il. ; 21 cm. – (Temas de Prevenção em Saúde)

ISBN 978-85-8271-023-4

1. Medicina. 2. Cardiologia. 3. Doenças cardiovasculares. I. Barros, Newton. II. Ramos, Salvador.

CDU 612.17

Catalogação na publicação: Ana Paula M. Magnus – CRB 10/2052

TEMAS DE PREVENÇÃO
EM SAÚDE

COORDENAÇÃO
NEWTON BARROS

ENTENDENDO AS DOENÇAS CARDIOVASCULARES

SALVADOR RAMOS
EULER MANENTI
MAURÍCIO ANDRÉ GHELLER FRIEDRICH
EDUARDO KELLER SAADI
organizadores

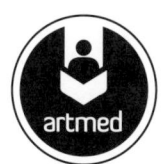

2014

© Artmed Editora Ltda., 2014

Gerente editorial
Letícia Bispo de Lima

Colaboraram nesta edição:

Editora
Mirian Raquel Fachinetto Cunha

Capa
Márcio Monticelli

Ilustrações
Ricardo Soares Corrêa da Silva e Shutterstock

Preparação de original
Patrícia Lombard Pilla

Leitura final
Daniela Costa

Projeto gráfico
Tipos Editoração Eletrônica LTDA – Cláudia Severino Rosa

Editoração eletrônica
Armazém Digital Editoração Eletrônica – Roberto Carlos Moreira Vieira

Reservados todos os direitos de publicação à
ARTMED EDITORA LTDA., uma empresa do GRUPO A EDUCAÇÃO S.A.
Av. Jerônimo de Ornelas, 670 – Santana
90040-340 Porto Alegre RS
Fone: (51) 3027-7000 Fax: (51) 3027-7070

É proibida a duplicação ou reprodução deste volume, no todo ou
em parte, sob quaisquer formas ou por quaisquer meios (eletrônico,
mecânico, gravação, fotocópia, distribuição na Web e outros),
sem permissão expressa da Editora.

SÃO PAULO
Av. Embaixador Macedo Soares, 10.735 – Pavilhão 5
Cond. Espace Center – Vila Anastácio
05095-035 – São Paulo – SP
Fone: (11) 3665-1100 – Fax: (11) 3667-1333

SAC 0800 703-3444 – www.grupoa.com.br

IMPRESSO NO BRASIL
PRINTED IN BRAZIL

AUTORES

Salvador Ramos
Médico do Serviço de Cardiologia do Sistema de Saúde Mãe de Deus e da Prevencor de Porto Alegre/RS. Especialista em Cardiologia pela Sociedade Brasileira de Cardiologia (SBC) e em Medicina do Esporte pela Sociedade Brasileira de Medicina do Esporte (SBME).

Euler Manenti
Médico cardiologista. Gestor dos serviços de cardiologia do Sistema de Saúde Mãe de Deus. Diretor do Instituto de Medicina Vascular. Diretor técnico do Hospital Universitário de Canoas. Mestre em Cardiologia pelo Instituto de Cardiologia do Rio Grande do Sul/Fundação Universitária de Cardiologia (IC/FUC). Doutor em Cardiologia pela Universidade Federal do Rio Grande do Sul (UFRGS). *Fellow* do American College of Cardiology.

Maurício André Gheller Friedrich
Médico neurologista. Diretor do Instituto de Medicina Vascular e chefe do Serviço de Neurologia do Sistema de Saúde Mãe de Deus. Pesquisador principal do Centro de Pesquisas do Instituto de Medicina Vascular e Neurologia do Sistema de Saúde Mãe de Deus. Doutor em Neurociências pela Pontifícia Universidade Católica do Rio Grande do Sul (PUCRS).

Eduardo Keller Saadi
Cirurgião cardiovascular. Professor associado de Cirurgia Cardiovascular da Faculdade de Medicina da UFRGS/Hospital de Clínicas de Porto Alegre (HCPA). Gestor do Serviço de Cirurgia Cardiovascular e Centro da Aorta do Sistema de Saúde Mãe de Deus. Mestre e Doutor em Medicina: Cardiologia pela UFRGS. Pós-Doutor pelo Royal Brompton Hospital/Londres.

Aniele Souza
Psicóloga do Instituto de Medicina Preventiva do Sistema de Saúde Mãe de Deus e do Centro da Dor de Cabeça do Instituto de Medicina Preventiva Mãe de Deus. Psicóloga preceptora da Residência de Psicologia em Cardiologia no Instituto de Cardiologia do RS. Especialista em Cardiologia/Psicologia pelo IC/FUC. Psicoterapeuta especialista em Psicologia Clínica pelo Instituto Fernando Pessoa/RS.

Cristiano Pederneiras Jaeger
Médico cardiologista. Coordenador do Serviço de Internação em Cardiologia do Sistema de Saúde Mãe de Deus. Mestre em Cardiologia pelo IC/FUC.

Daniel Souto Silveira
Médico cardiologista. Professor do Curso de Especialização em Cardiologia do Sistema de Saúde Mãe de Deus/SBC. Preceptor da Residência Médica em Cardiologia do Sistema de Saúde Mãe de Deus. Diretor de Comunicação da Sociedade de Cardiologia do Estado do Rio Grande do Sul (SOCERGS). Mestre em Cardiologia pelo IC/FUC.

Danilo Potengy Bueno
Médico cardiologista do Hospital e do Instituto de Medicina Vascular do Sistema de Saúde Mãe de Deus. Integrante do Grupo de Arritmias do Sistema de Saúde Mãe de Deus. Mestre em Cardiologia pela UFRGS.

Dolores Moreno
Nutricionista do Instituto de Medicina Preventiva do Sistema de Saúde Mãe de Deus. Mestre em Ciências Médicas: Psiquiatria pela UFRGS.

Eduardo Schlabendorff
Médico internista e cardiologista. Especialista em Clínica Médica pelo Hospital Pompéia de Caxias do Sul/RS e em Cardiologia pelo Hospital São Lucas da PUCRS.

Felix Albuquerque Drummond
Médico. Gestor médico do Instituto de Medicina do Esporte Mãe de Deus. Responsável pelo Programa de Reabilitação Cardíaca do Centro Integrado de Medicina do Exercício (CIME) do Sistema de Saúde Mãe de Deus. Médico responsável pela Clínica Pública de Fisioterapia Esportiva da Secretaria Municipal de Esporte da prefeitura Municipal de Porto Alegre. Coordenador do Curso de Especialização em Medicina e Ciências do Esporte da UNISINOS/Mãe de Deus. Coordenador da Residência Médica em Medicina Esportiva da Universidade de Caxias do Sul (UCS)/Mãe de Deus. Especialista em Medicina do Exercício e Esporte pela SBME. Presidente da Confederación Sudamericana de Medicina del Deporte (COSUMED), 2010/2014.

Karine Zortéa
Nutricionista do Programa de Atenção Domiciliar do Grupo Hospitalar Conceição e do Instituto de Medicina Preventiva do Sistema de Saúde Mãe de Deus. Especialista em Nutrição Esportiva pela Universidade Gama Filho/RJ. Mestre em Ciências Médicas: Psiquiatria pela UFRGS. Doutoranda em Ciências Médicas: Psiquiatria pela UFRGS.

Luciano Hatschbach
Médico cardiologista do Instituto de Medicina Vascular do Sistema de Saúde Mãe de Deus. Especialista em Cardiologia pelo Hospital São Lucas da PUCRS.

Maria Estela Monserrat Ramos
Nutricionista clínica no Centro Clínico Mãe de Deus. Especialista em Nutrição Clínica pelo Instituto Porto Alegre (IPA)/Instituto Metodista de Educação e Cultura (IMEC). Mestre em Gerontologia Biomédica pela PUCRS.

Rafael Luiz Rech
Médico cardiologista. Chefe da Unidade de Terapia Intensiva do Hospital Universitário de Canoas. Preceptor da Residência Médica de Cardiologia do Sistema de Saúde Mãe de Deus. Pesquisador do Instituto de Medicina Vascular Mãe de Deus. Mestre em Clínica Médica: Cardiologia pela PUCRS. Doutor em Biologia Celular e Molecular pela PUCRS.

Vilmar Barroco
Médico cardiologista. Coordenador da Residência Médica em Cardiologia do Sistema de Saúde Mãe de Deus.

COORDENADOR DA SÉRIE

Newton Barros

Médico clínico. Diretor do Instituto de Medicina Preventiva Mãe de Deus de Porto Alegre. Chefe do Serviço de Dor e Cuidados Paliativos do Hospital Nossa Senhora da Conceição de Porto Alegre. Especialista em Clínica Médica pela Sociedade Brasileira de Clínica Médica/Associação Médica Brasileira (AMB). Mestre em Clínica Médica pela Universidade Federal do Rio Grande do Sul (UFRGS). Presidente da Sociedade Brasileira para o Estudo da Dor (SBED), 2004/2006. Membro da International Association for the Study of Pain (IASP). Coordenador da Comissão de Dor e de Medicina Paliativa da AMB.

APRESENTAÇÃO

Os eventos cardio e cerebrovasculares relacionados à aterosclerose são a causa de morte de quase 50% dos casos em países industrializados e essa situação tende a aumentar, pois nas últimas décadas os números têm demonstrado que a estratégia de saúde baseada na enfermidade, apesar de importante para o paciente, não prevenirá o aumento das doenças cardiovasculares na população.

Apesar de iniciativas do governo que visam o controle dos fatores de risco para a doença cardiovascular – algumas com relativo sucesso – como a cessação do tabagismo, resultando na diminuição da prevalência dessa doença em 20% nos últimos 20 anos, temos acompanhado esse combate com sensação de derrota em razão do crescimento de outros dois grandes fatores de risco para a doença cardio e cerebrovascular: a obesidade e o diabetes melito. Tais patologias estão intimamente relacionadas ao estilo de vida contemporâneo na medida em que diminuímos muito a realização de atividade física e aumentamos a ingestão de alimentos altamente calóricos.

Assim, nos encontramos diante de um paradoxo: em nenhum outro momento da história a informação foi tão acessível à população que, apesar disso, ainda não incorporou hábitos de vida saudáveis, dando a impressão de que desconhece os perigos sobre tal realidade.

APRESENTAÇÃO

Considerando esse cenário, podemos depreender que o modelo de medicina até agora adotado deve ser revisto, com significativas ações de prevenção para a saúde da população.

Nesse sentido, a Sociedade de Cardiologia do Rio Grande do Sul felicita a iniciativa do Sistema de Saúde Mãe de Deus que, sob a Coordenação do Dr. Newton Barros, traz à população *Temas de Prevenção em Saúde,* uma publicação com o objetivo de proporcionar informação e esclarecimento sobre questões que fazem a diferença para a maior adesão ao tratamento, exercendo, assim, uma medicina moderna ao propiciar à população o melhor entendimento das Doenças Cardiovasculares.

Dr. Justo Antero Leivas
Presidente da Sociedade de
Cardiologia do Rio Grande do Sul

PREFÁCIO

As condições de saúde e qualidade de vida das pessoas têm melhorado de forma muito significativa no último século. No Brasil, a expectativa de vida vem crescendo a cada ano, e este aumento representa um dos fatores de melhora da qualidade da saúde geral da população, seja pelo incremento de recursos no sistema de saúde público e privado, seja pelas ações de promoção da saúde, prevenção de doenças e seus tratamentos. Esses fatores aliados à adoção de hábitos saudáveis de vida somaram-se para tornar a vida das pessoas mais longa e mais feliz.

Também dentro desse cenário, o avanço tecnológico da medicina e o desenvolvimento do conhecimento científico a respeito das doenças e a medicina preventiva permitem o diagnóstico cada vez mais precoce, um tratamento mais eficaz e, consequentemente, maior índice de cura.

Atualizado com a evolução desse cenário e a importância de seu papel de agente de transformação na área da saúde, o Hospital Mãe de Deus, em parceria com a Artmed Editora, oferece aos leitores este *Entendendo as doenças cardiovasculares*, escrito para que informações sobre essas doenças atinjam um número cada vez maior de interessados pelo tema.

As doenças cardiovasculares são consideradas a principal causa de morte no Brasil, segundo a Sociedade Brasileira de Cardiologia. São doenças que afetam o coração e o sistema circulatório de maneira geral.

Entre as doenças vasculares mais comuns estão o infarto agudo do miocárdio, a angina, a aterosclerose e o acidente vascular cerebral (AVC). As principais causas dessas doenças são a vida sedentária, o consumo excessivo de alimentos ricos em gordura e sal, o álcool e o fumo.

Em muitos casos, as doenças cardiovasculares não apresentam sintomas. Em outras, dor no peito ou taquicardia pode ser indício de doença. No entanto, a prática de uma vida saudável, com exercícios regulares e alimentação equilibrada, o constante acompanhamento médico, além de conhecer um pouco mais sobre essas doenças pode reduzir as chances de desenvolver a doença. O conhecimento a respeito dos fatores de risco cardiovascular e as medidas preventivas poderão fazer toda a diferença nas tendências nefastas dessas doenças.

Esperamos que esta publicação possa auxiliá-lo no esclarecimento de dúvidas do seu dia a dia e a entender e superar as dificuldades que você e sua família venham a encontrar desde o diagnóstico até o decorrer do tratamento médico.

Nossa expectativa é de que pessoas mais informadas se tornem elementos multiplicadores, levando essas informações para seus familiares, amigos e pessoas próximas.

Boa leitura!

Claudio Seferin
Diretor Geral do Sistema de Saúde Mãe de Deus

SUMÁRIO

Introdução 15

PARTE 1   **CONDIÇÕES CLÍNICAS**

1   **Doença arterial coronariana** 20
Cristiano Pederneiras Jaeger
Euler Manenti

2   **Acidente vascular cerebral** 30
Maurício André Gheller Friedrich

3   **Doenças da aorta** 37
Eduardo Keller Saadi

4   **Doença arterial periférica** 44
Eduardo Keller Saadi

5   **Insuficiência cardíaca** 49
Eduardo Schlabendorff

6   **Arritmia** 55
Danilo Potengy Bueno

PARTE 2 — FATORES DE RISCO E PREVENÇÃO

7 Hipertensão 64
Rafael Luiz Rech
Luciano Hatschbach

8 Diabetes 67
Daniel Souto Silveira

9 Dislipidemias 71
Vilmar Barroco

10 Tabagismo 75
Daniel Souto Silveira

11 Atividade física e prevenção 77
Felix Albuquerque Drummond
Salvador Ramos

12 Atividade física e reabilitação cardíaca 81
Felix Albuquerque Drummond
Salvador Ramos

13 Nutrição 84
Dolores Moreno
Karine Zortéa
Maria Estela Monserrat Ramos

14 Condições psicossociais e psiconeurológicas 95
Aniele Souza

Lista de questões 100

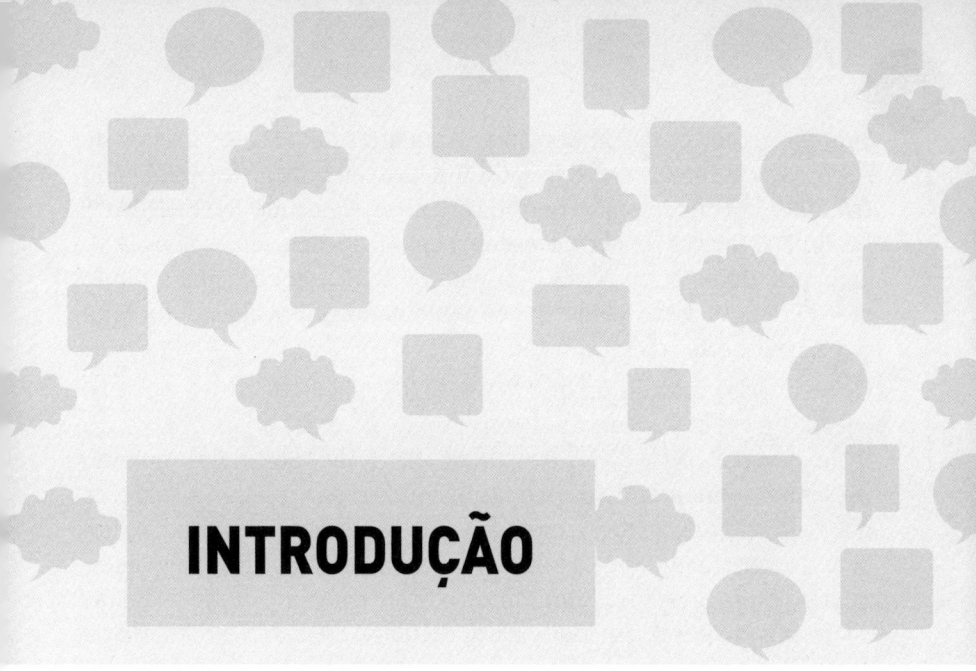

INTRODUÇÃO

As doenças cardiovasculares, representadas principalmente pelo infarto agudo do miocárdio (IAM) – popularmente conhecido como ataque cardíaco –, e o acidente vascular cerebral (AVC), conhecido como derrame, são responsáveis pelas principais causas de mortalidade entre adultos no mundo inteiro e ultrapassam, em número, o câncer e as mortes violentas como os acidentes de trânsito.

A perspectiva nada animadora é que esse quadro não deve modificar-se positivamente nos próximos anos. Instituições internacionais, como a Organização Mundial de Saúde (OMS), projetam que, na próxima década, as doenças cardiovasculares continuarão ocupando o primeiro lugar, com tendência a aumentar.

Além das artérias do coração (coronárias) e as artérias cerebrais, outros territórios vasculares também são comprometidos com frequência, como as artérias carótidas, a aorta, as artérias renais e dos membros inferiores, constituindo a doença vascular periférica.

Condições ligadas à genética do indivíduo têm importância, mas a maioria delas, ligadas ao estilo de vida, são as causadoras dessa verdadeira epidemia e em conjunto, são conhecidas como fatores de risco cardiovascular.

Um dos estudos mais importantes, quando se analisa os fatores de risco associados à ocorrência de um primeiro IAM, foi publicado em 2004, no conceituado periódico Lancet. O estudo INTERHEART avaliou os fatores de risco presentes em 15.152 pacientes com IAM, comparando-os com 14.820 indivíduos sem a doença, mas tendo características como idade e sexo semelhantes. A avaliação foi feita em 52 países dos cinco continentes.

Os resultados mostraram que nove fatores de risco facilmente identificáveis e com influência significativa do estilo de vida contribuem em 90% para um IAM. Seis deles, quando presentes, aumentando o risco: as dislipidemias – que são alterações nas gorduras do sangue –, o tabagismo, a hipertensão arterial, o diabetes, a obesidade abdominal e os fatores psicossociais; três deles, quando estão presentes, diminuirão o risco: consumo diário de frutas e vegetais em geral, atividade física regular e consumo moderado de álcool. Com pequenas variações, essas condições foram observadas em todas as regiões e grupos étnicos, assim como em homens e mulheres, jovens e idosos.

Outro dado destacado no estudo foi que a inclusão do histórico familiar de infarto aumentou de 90 para 91% o risco, sugerindo que grande parte do efeito atribuído ao histórico familiar pode ser influenciada por fatores ligados ao estilo de vida, reforçando a mensagem de que o principal componente da prevenção depende das opções de cada indivíduo.

Mais recentemente, em 2010, também no periódico Lancet, foi publicado um estudo com características metodológicas semelhantes, mas com o objetivo de avaliar os fatores associados à ocorrência de um primeiro AVC. O estudo INTERSTROKE avaliou os fatores de risco presentes em 3 mil pacientes com AVC (78% do tipo isquêmico e 22% do tipo hemorrágico), comparando-os com 3 mil indivíduos que não tiveram, tendo características como idade e sexo semelhantes e em 22 países.

Os resultados mostraram que 10 fatores de risco, também aqui facilmente identificáveis e ligados fortemente ao estilo de vida, foram os responsáveis por 88% do risco de um AVC. Nove deles, quando presentes, aumentando o risco, que são: hipertensão arterial, tabagismo, ingestão de bebidas alcoólicas superior a 30 *drinks* por mês, causas cardíacas (como arritmias e valvulopatias), obesidade abdominal, alimentação inadequada, diabetes, dislipidemias e fatores psicossociais; um deles diminuindo o risco quando está presente, que é a atividade física regular. Todos esses fatores foram significativos para o AVC isquêmico, enquanto hipertensão arterial, tabagismo, obesidade abdominal, alimentação inadequada e ingestão de bebidas alcoólicas foram significativos para o AVC hemorrágico.

Outras formas de apresentação das doenças cardiovasculares também são frequentes. É o caso das doenças da aorta, principal artéria do corpo, destacando-se a dissecção e o aneurisma. O aneurisma da aorta é uma dilatação localizada desse vaso que, em geral, cursa silenciosamente, até que ocorra a ruptura e morte. A detecção precoce do aneurisma, antes da ruptura, altera de maneira significativa e positiva a história natural dessa doença. Outros exemplos são: a doença vascular periférica dos membros inferiores (importante causa de limitação da capacidade funcional) e a doença arterial carotídea (que, além de muito sintomática em alguns pacientes, aumenta o risco de AVC). A maior parte desses problemas vasculares pode ser prevenida ou retardada, pois há vários procedimentos endovasculares minimamente invasivos que estão hoje disponíveis em nosso arsenal terapêutico para tornar o tratamento mais seguro e a recuperação mais rápida.

O livro *Entendendo as doenças cardiovasculares* traz a opinião de profissionais do Sistema de Saúde Mãe de Deus sobre questionamentos de pacientes a respeito do tema. São perguntas que, na experiência dos profissionais colaboradores, foram formuladas no dia a dia do contato com os pacientes. As respostas foram geradas de forma objetiva e visando um melhor aprendizado para leitor. Colaboraram profissionais do Instituto de Medicina Preventiva, do Instituto de Medicina Vascular, do Centro Integrado de Medicina do Exercício (CIME) e da Prevencor.

parte 1
CONDIÇÕES CLÍNICAS

DOENÇA ARTERIAL CORONARIANA

Cristiano Pederneiras Jaeger
Euler Manenti

1   O QUE É A ANGINA DE PEITO?

O termo angina de peito (*angina pectoris*) deriva do grego *ankhon* (estrangular) e do latim *pectus* (peito), e pode, portanto, ser traduzido como um "estrangulamento do peito". Refere-se à dor no peito que ocorre devido à falta de bombeamento sanguíneo até o músculo cardíaco (miocárdio). O desbalanço entre oferta e demanda (consumo) de sangue no miocárdio gera uma série de reações intracelulares que determinam a presença de dor no peito. Isso pode ocorrer pelo aumento de demanda através de um gasto muito intenso de energia (glicose e oxigênio) no miocárdio ou pela redução de oferta pela também redução do seu suprimento sanguíneo, que geralmente se dá por obstrução das artérias coronárias. A angina, em geral, manifesta-se por dor, mas pode ser uma sensação de opressão, aperto ou queimação no centro do peito, podendo irradiar-se para a base do pescoço e para os membros superiores, desencadeada pelo esforço e aliviada pelo repouso (angina estável). Nos casos agudos (angina instável), os sintomas aparecem em repouso, geralmente têm uma duração mais prolongada e podem vir associados a suores excessivos, náuseas ou vômitos.

O QUE É 2
INFARTO AGUDO DO MIOCÁRDIO?

Quando uma artéria coronária (que fornece o suprimento sanguíneo ao músculo cardíaco) é obstruída, a parte do coração por ela irrigada sofre isquemia, que é a privação de energia (glicose e oxigênio) para esse segmento de músculo. Quando a isquemia se prolonga, as células do coração não conseguem manter sua integridade funcional, perdem a capacidade de realizar o trabalho de contração, posteriormente tornam-se estruturas inviáveis e morrem. A morte de um segmento do músculo cardíaco caracteriza o que conhecemos como infarto agudo do miocárdio (IAM). O paciente com IAM apresenta uma angina de peito, em geral, intensa, súbita, em repouso e sem fatores de alívio, acompanhada por náuseas, vômitos e suor excessivo. É uma situação grave que exige tratamento imediato em ambiente hospitalar para que se possa restabelecer o fluxo na coronária afetada e salvar a maior quantidade possível de miocárdio, bem como a vida do paciente (Figura 1.1).

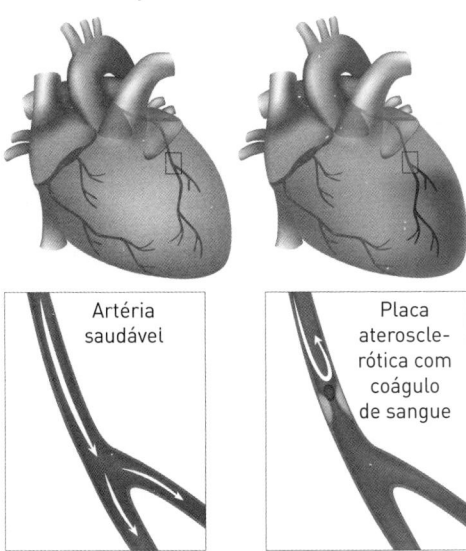

FIGURA 1.1 **BLOQUEIO DO FLUXO SANGUÍNEO NO INFARTO AGUDO DO MIOCÁRDIO.**

3 QUAL A DIFERENÇA ENTRE "INFARTO" E "INFARTE"?

"Infarto" é a nomenclatura técnica correta. O uso leigo para o termo é "infarte". Portanto, ambas as palavras têm o mesmo significado.

4 COMO E POR QUE OCORRE A OBSTRUÇÃO ("ENTUPIMENTO") DE UMA ARTÉRIA CORONÁRIA?

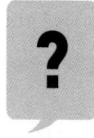

Quando nascemos, a camada interna das nossas artérias é lisa e fornece todas as condições para a fluidez do sangue. Com o passar dos anos pode ocorrer um depósito de gordura, células e material inflamatório na parede do vaso sanguíneo, que denomina-se: placa de ateroma (aterosclerose) (Figura 1.2). A aterosclerose é um pro-

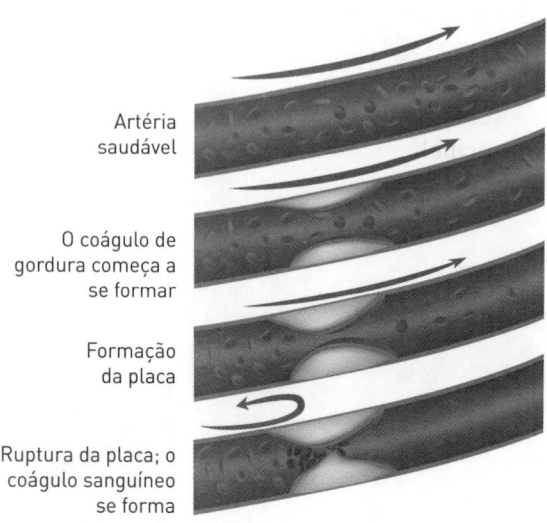

FIGURA 1.2 FASES DA ATEROSCLEROSE.

cesso sistêmico que acomete diferentes artérias do organismo, tais como: aorta, carótidas, coronárias, artérias que irrigam os membros inferiores, entre outras. Fatores como a hipertensão arterial, tabagismo, diabetes, obesidade, sedentarismo e dislipidemia contribuem para a aceleração desse processo. O ateroma pode apresentar-se de duas formas: estável ou instável.

Quando estável, essa placa aterosclerótica (ateroma) obstrui parcialmente a artéria e por vezes a capa externa da placa pode sofrer dano e ruptura, assim, os constituintes internos da parede arterial entram em contato com o sangue, gerando um grande estímulo para a formação de um coágulo. Esse coágulo obstrui o vaso sanguíneo e, consequentemente, o fluxo de sangue para a área do coração irrigada por essa artéria coronária.

Então, inicia-se a fase instável da doença, conhecida como síndrome coronariana aguda (onde se inclui o infarto do miocárdio).

É POSSÍVEL INFARTO SEM DOR? 5

Sim. Por vezes, o paciente com infarto agudo do miocárdio queixa-se de um sintoma vago, não definido como dor (angina), mas como sensação de peso, opressão, sufocação ou falta de ar. Esse sintoma é chamado de "equivalente anginoso". Alguns pacientes são mais propensos a apresentar infartos sem dor, especialmente os diabéticos de longa data, principalmente quando já apresentam quadros de neuropatia periférica (doença que afeta os nervos periféricos, responsáveis por levar as informações ao cérebro).

PARADA CARDÍACA É O MESMO QUE INFARTO DO MIOCÁRDIO? 6

Não. O infarto do miocárdio, como descrito na pergunta 2, é uma doença em que o quadro clínico do paciente manifesta-se por dor no peito (*angina pectoris*), em geral de forte intensidade, em repouso, associada a náuseas, vômitos e sudorese profusa. Esse quadro se dá pela obstrução total de uma artéria coronária, levando a falta de oxigênio para o músculo cardíaco, culminando com a morte de um segmento do coração.

A parada cardíaca é a ausência total de contração do ventrículo esquerdo, que ocorre devido a uma arritmia ventricular muito rápida (taquicardia ventricular ou fibrilação ventricular), geralmente acima de 300 contrações por minuto ou a uma paralisação completa do músculo cardíaco (assistolia). Muitas vezes os infartos do miocárdio acarretam uma parada cardíaca e, nessas situações, se o paciente não for atendido com muita rapidez, com manobras de reanimação cardiorrespiratória-cerebral, ele evolui para óbito. Vinte por cento dos infartos do miocárdio apresentam-se com parada cardíaca e consequente morte súbita.

7 MEUS **PAIS MORRERAM DE INFARTO**. É ESSE O MEU CAMINHO?

Sendo a genética um dos mecanismos de formação e progressão da aterosclerose, o histórico familiar de cardiopatia isquêmica (o mesmo que doença arterial coronariana) é um fator de risco para infarto do miocárdio e morte cardíaca. Para ser considerado fator de risco principal, o histórico familiar deve ser de primeiro grau, homem com menos de 55 anos antes do primeiro evento cardíaco ou mulher antes dos 65 anos. No entanto, como existem diversos outros fatores que contribuem para a ocorrência de infarto do miocárdio (tais como hipertensão arterial, diabetes, entre outros), não é uma regra que filhos de pais infartados sigam o mesmo caminho; eles apenas têm uma maior probabilidade de gerar a doença.

COMO É FEITO O TRATAMENTO DA ANGINA?

Os objetivos no tratamento da angina são principalmente dois: evitar desfechos desfavoráveis – como infarto e morte, visando prolongar a vida do paciente – e aliviar o sintoma – em geral dor no peito – para realizar determinadas atividades. Para ambos os objetivos, conforme a severidade da angina, seu tratamento pode variar desde o uso de medicações como os antiplaquetários (AAS, clopidogrel, ticagrelor e prasugrel), redutores de colesterol (estatinas), betabloqueadores e nitratos, até as estratégias de revascularização coronariana, sejam elas cirúrgicas (cirurgia de revascularização miocárdica ou ponte de safena) ou percutâneas, através de cateteres (angioplastia coronariana com ou sem implante de *stent*).

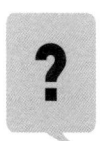

COMO É FEITO O TRATAMENTO DO INFARTO?

O infarto agudo do miocárdio deve ser tratado da forma mais rápida possível, com a desobstrução da artéria coronária ocluída, já que quanto mais tempo se passa do momento da oclusão (início do infarto), maior a quantidade de músculos que morrem ou necrosam, piorando o prognóstico do paciente. Um dos tratamentos atuais existentes é a trombólise química (estreptoquinase, alteplase, tenecteplase), que são medicações infundidas na veia e que promovem a dissolução do coágulo da artéria coronária. O outro é a angioplastia coronariana primária com ou sem implante de *stent*, que é a desobstrução mecânica da artéria coronária através de um cateter que é inserido na coxa ou no punho do paciente e vai através da circulação até a coronária obstruída no coração do paciente infartado (Figura 1.3).

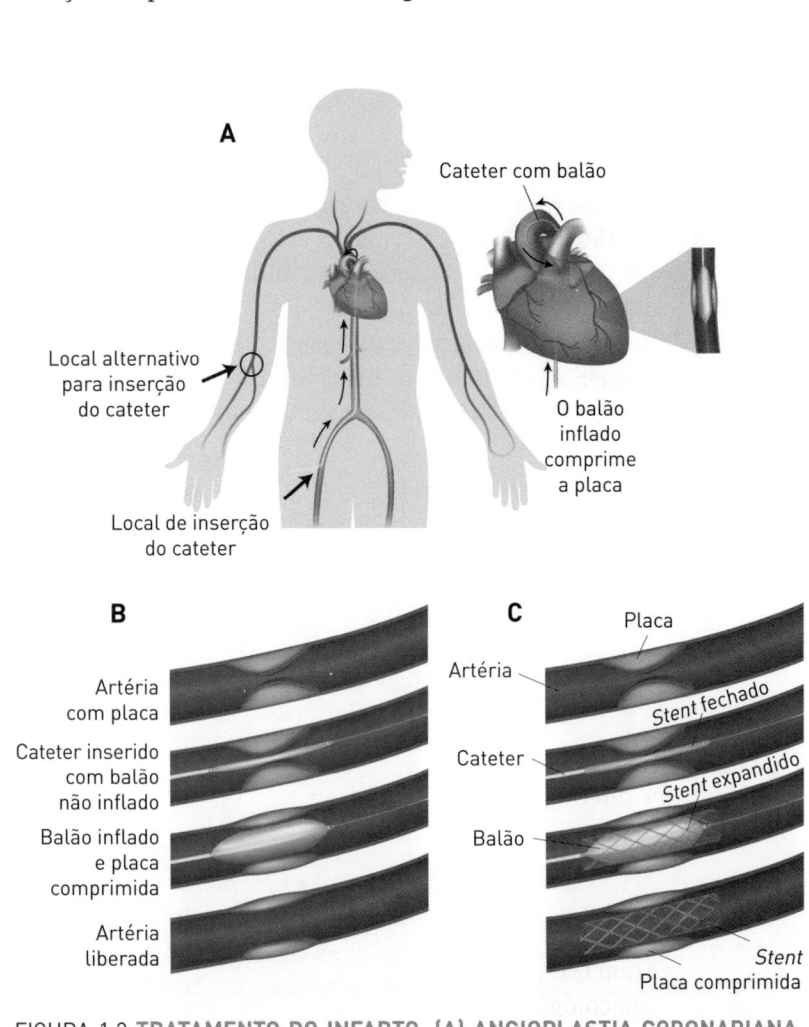

FIGURA 1.3 **TRATAMENTO DO INFARTO. (A) ANGIOPLASTIA CORONARIANA. (B) ANGIOPLASTIA COM USO DE BALÃO. (C) ANGIOPLASTIA COM USO DE *STENT*.**

10 EM QUE SITUAÇÕES DEVEM SER INDICADOS *STENT* CORONÁRIO E/OU CIRURGIA DE REVASCULARIZAÇÃO?

Como regra geral, o *stent* coronário é indicado em situações de uma ou duas obstruções arteriais, enquanto a cirurgia de revascularização miocárdica fica reservada aos casos de três ou mais. No entanto, cada paciente deve ter seu caso individualizado. Com a evolução de ambas as técnicas, não é raro indicarmos a realização de quatro ou cinco *stents* para um paciente, bem como cirurgia para pacientes com obstrução de apenas um vaso sanguíneo. Inúmeras variáveis entram na decisão de qual método usar, como idade do paciente, presença de diabetes, insuficiência renal, insuficiência cardíaca, anatomia coronariana, experiências das equipes, entre outras.

11 EXISTEM DIFERENÇAS ENTRE OS *STENTS* CARDÍACOS?

As principais diferenças entre os *stents* coronários dizem respeito à presença ou não de medicação antiproliferativa, que é liberada nos *stents* farmacológicos com o intuito de reduzir a reestenose (novo estreitamento) do *stent*. Os *stents* convencionais (não farmacológicos) apresentam um risco maior de reestenose. Algumas dúvidas surgiram nos últimos anos quanto à segurança a longo prazo dos *stents* farmacológicos, levantando a possibilidade de maior risco de trombose tardia, fato este não confirmado em estudos clínicos bem delineados. Novos *stents* com polímero absorvível, que parecem demonstrar um melhor perfil de segurança tardiamente, já estão disponíveis no mercado e começam a ser utilizados na prática médica.

12 OS *STENTS* CORONÁRIOS TÊM UMA VIDA ÚTIL (DURAÇÃO)?

Não. Os *stents* começaram a ser implantados no início da década de 1990, e alguns pacientes ainda hoje permanecem com eles pérvios (abertos).

13 CIRURGIAS DE PONTE DE SAFENA E PONTE DE MAMÁRIA SÃO A MESMA COISA?

A cirurgia de revascularização miocárdica é popularmente conhecida por cirurgia de ponte de safena. Nela são realizadas ligações de vasos sanguíneos retirados do próprio paciente que unem a artéria aorta à artéria coronária, passando como uma "ponte" pelo ponto de obstrução

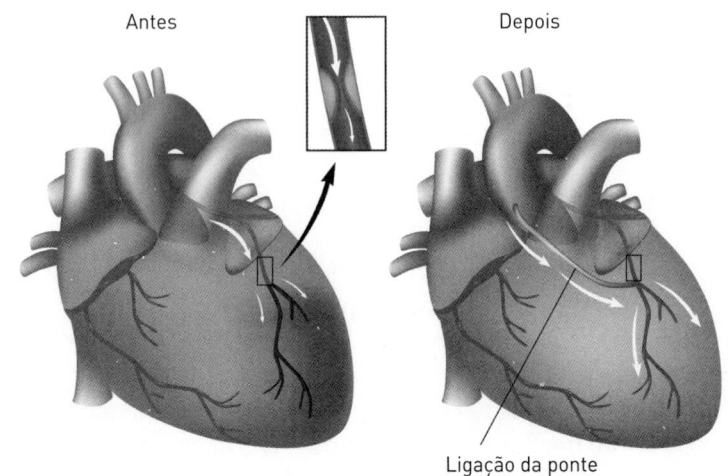

FIGURA 1.4 CIRURGIA DE PONTE DE SAFENA.

na coronária. Esses vasos podem ser veias (safenas) retiradas das pernas e coxas ou artérias (mamárias) desviadas do tórax. Outras artérias, como a radial (do antebraço), também podem ser utilizadas como pontes nas cirurgias de revascularização miocárdica.

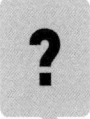

AS **PONTES DE SAFENA E MAMÁRIA** TÊM UMA VIDA ÚTIL (**DURAÇÃO**)? — 14

Sabe-se que as mamárias, por serem artérias (assim como as coronárias) e apresentarem uma parede mais resistente em razão de suportarem fluxos com alta pressão, têm uma duração maior do que as safenas, que são veias e, portanto, trabalham com fluxos de baixa pressão. Em média, 90% dos enxertos de mamárias estão pérvios em 10 anos, comparados com apenas 50% dos enxertos de safena.

QUEM TEVE INFARTO, COLOCOU *STENTS* OU FEZ CIRURGIA DE REVASCULARIZAÇÃO PODE VOLTAR A **FAZER EXERCÍCIOS** FÍSICOS? — 15

Pode e deve. Em todas essas condições, depois de estabilizado o quadro clínico, exercícios físicos devem ser indicados. Depois de avaliado com a realização de um teste de esforço (ergométrico), com ou sem outros exames complementares solicitados pelo médico assistente, esses pacientes devem ser encaminhados, sempre que possível, para um programa de reabilitação cardíaca, no qual os exercícios serão orientados.

ACIDENTE VASCULAR CEREBRAL

Maurício André Gheller Friedrich

16 O QUE É O **ACIDENTE VASCULAR CEREBRAL** (AVC), POPULAR **DERRAME**?

O AVC acontece quando um vaso sanguíneo que está nutrindo uma região do cérebro é obstruído por um coágulo de sangue, chamado de isquêmico (AVC isquêmico), ou quando esse vaso se rompe – nesse caso chamado de hemorrágico (AVC hemorrágico) –, causando prejuízo aos neurônios e vias neuronais cerebrais, levando a sintomas e sinais neurológicos conforme a área afetada (Figura 2.1).

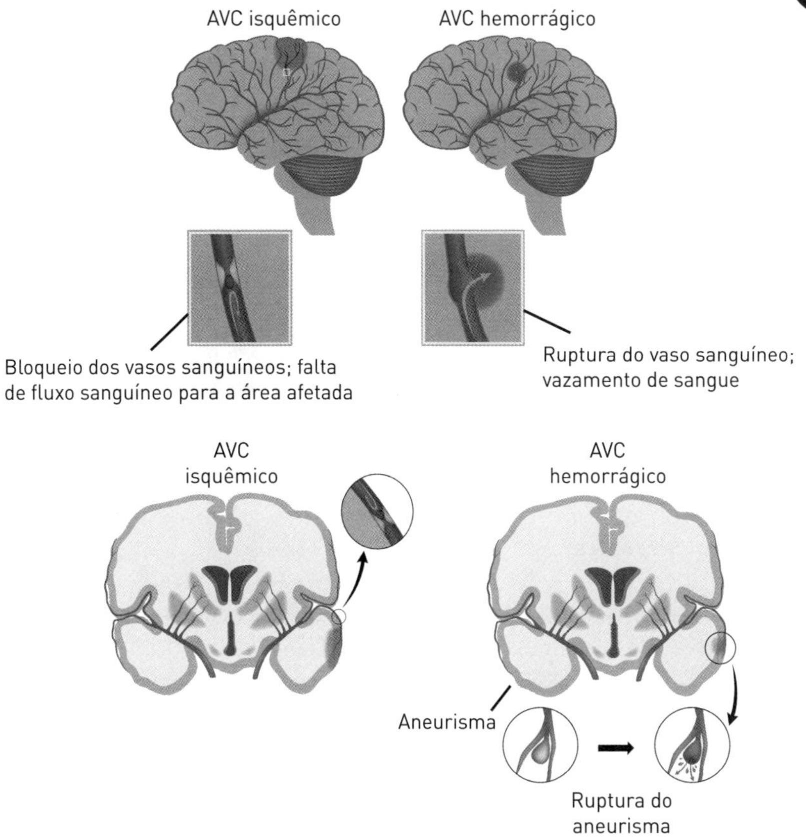

FIGURA 2.1 **TIPOS DE AVC.**

QUAL A **FREQUÊNCIA** E A **IMPORTÂNCIA** DO AVC NA PRÁTICA?

No Brasil, o AVC é a principal causa de morte e incapacidades físicas e intelectuais em adultos. Desse total, cerca de 80% são de AVC isquêmico, o que mostra a importância de se estar atento aos fatores de risco para prevenir a sua ocorrência.

18 QUAIS OS **SINTOMAS** DE QUEM ESTÁ TENDO UM **AVC**?

Os principais sintomas são: perda súbita de força de um lado do corpo ou da força em um braço, perna ou face isoladamente; perda repentina de sensibilidade em um lado do corpo; perda súbita da visão e/ou visão dupla; dor de cabeça forte sem nenhuma causa aparente; dificuldade súbita para caminhar, falar ou entender a fala; confusão mental repentina.

19 O QUE DEVO FAZER? QUANDO **PEDIR AJUDA**?

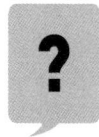

O AVC é uma emergência médica. Assim que houver suspeita de alguém estar apresentando um AVC, devemos pedir ajuda imediatamente, ligando para o SAMU ou outro serviço de ambulância a que o paciente seja conveniado. O paciente deve ser transferido imediatamente para o hospital com atendimento neurológico em tempo integral.

20 QUAIS SÃO AS CONDIÇÕES QUE AUMENTAM A **CHANCE** DE TER AVC?

Uma série de doenças aumenta o risco de AVC, especialmente as cardiopatias, como a fibrilação atrial, a insuficiência cardíaca, a doença ateromatosa (placas de gordura) na artéria aorta, nas carótidas e vasos intracranianos. Obesos, hipertensos e dislipidêmicos (com colesterol e/ou triglicerídeos aumentados e/ou HDL baixo) também são mais predispostos. Outras condições como doenças no sangue (leucemias, púrpuras), uso de anticoagulantes, antiplaquetários, descongestionantes nasais com fenilefrina, portadores de aneurismas e malformações arteriovenosas cerebrais também aumentam o risco.

QUAL ESTILO DE VIDA **AUMENTA O RISCO** DE AVC?

O estilo de vida tem grande influência. São mais predispostos: os fumantes, os que abusam de bebidas alcoólicas, de alimentação rica em carne vermelha, gorduras e sal, o uso de drogas ilícitas (como cocaína, heroína e *crack*), além do *stress* crônico e a depressão que também aumentam o risco.

MINHA **FAMÍLIA TEM CASOS** DE AVC, DEVO ME PREOCUPAR?

Sim. Além da maior propensão genética ao AVC, sabemos que muitos fatores de risco, tanto para o AVC do tipo isquêmico como hemorrágico, são hereditários. Seu médico deve ser informado sobre esse antecedente. A boa notícia é que controlando os fatores de risco, o peso do componente genético é pequeno, e a chance de prevenção muito grande. Portanto, a história triste de uma família em relação ao AVC pode ser mudada, dependendo de como o indivíduo procede.

COMO O MÉDICO FAZ O **DIAGNÓSTICO** DO AVC?

O diagnóstico é feito essencialmente através da história clínica e do exame físico. Os sintomas, geralmente, têm início de forma súbita. No ambiente hospitalar, o paciente com suspeita de AVC deve ter seu atendimento priorizado. Exames de sangue e de imagem, como tomografia computadorizada ou ressonância magnética de crânio, devem ser realizados o mais precocemente possível. O paciente ficará no leito monitorizado com controle rigoroso dos sinais vitais por pelo menos 24 horas. É importante frisar que após o diagnóstico de AVC, devemos procurar a sua causa. Para isso, exames cardiológicos, dos vasos extra e intracranianos, além de outros, devem ser realizados.

24 QUAL É O **TRATAMENTO** DO AVC?

Quanto mais cedo o paciente chegar ao hospital após o início dos sintomas, mais chances de recuperação com a terapêutica ele terá. Para os casos de AVC isquêmico, temos disponível no mercado o uso de uma medicação (trombolítico) capaz de dissolver o coágulo. Esse medicamento pode ser usado, na maioria dos casos, após 4 horas e meia do início dos sintomas. Caso o paciente chegue depois desse período, ainda existem outras opções para tentar desobstruir o vaso, como a retirada mecânica do coágulo através de um cateter que se insere no vaso. O manejo neurointensivo no AVC hemorrágico e a remoção neurocirúrgica do hematoma em casos selecionados podem salvar a vida do paciente e reduzir sequelas definitivas. Nas primeiras 24/48 horas, o paciente é mantido em uma unidade de terapia intensiva para melhor controle dos sinais vitais, especialmente da pressão arterial.

25 É NECESSÁRIO FAZER **CIRURGIA** NO TRATAMENTO DO AVC?

A realização de cirurgia no tratamento do derrame depende da avaliação conjunta do neurologista e do neurocirurgião. Cada caso é decidido de forma individual, avaliando-se os riscos e benefícios de cada conduta. Alguns estudos mostraram benefício em determinadas situações, como: AVC isquêmico extenso de artéria cerebral média em pacientes com menos de 60 anos nas primeiras 48 horas do início dos sintomas; AVC isquêmico maior que 3 cm no cerebelo (parte do cérebro responsável pelo equilíbrio); AVC hemorrágico volumoso, próximo da tábua óssea e com rebaixamento do nível de consciência.

COMO POSSO EVITAR UM AVC? — 26

O AVC pode ser prevenido em 80 a 90% dos casos. As pessoas devem conhecer seus números, da pressão arterial, dos colesteróis e da glicose. Evitar o vício do fumo e do álcool, ter uma alimentação saudável à base de frutas, vegetais, carnes brancas (especialmente peixes), além da redução do consumo de sal a menos de 6 g por dia. A redução do peso corporal é fundamental, devendo-se alcançar valores de índice de massa corporal (IMC) inferiores a 25 kg/m². Atividade física no mínimo 30 min/dia, quatro vezes por semana, sempre após liberação médica. Alguns pacientes necessitam usar estatinas para reduzir o colesterol, além de AAS. Indivíduos com fibrilação atrial podem necessitar usar anticoagulantes orais. O controle da pressão arterial em casa é fundamental. O paciente necessita saber se está alcançando os alvos de redução propostos pelo seu médico com dieta, exercício físico e, na maioria dos casos, com medicação associada. Atividades como meditação, rezar com frequência, psicoterapia e, em casos selecionados, antidepressivos podem reduzir o risco do fator psicossocial como causa de AVC.

DEPOIS DE UM AVC, POSSO VOLTAR AO QUE ERA ANTES? — 27

Depende da gravidade, extensão do AVC, idade e tratamento durante a hospitalização. Aproximadamente 50% dos pacientes retornam a vida normal após um AVC. A reabilitação física, fonoaudiológica e emocional podem aumentar as chances de melhora das incapacidades.

28 POR QUANTO TEMPO DEVO **CONTINUAR INDO AO MÉDICO**?

O acompanhamento regular através de consultas médicas deve ser feito por toda a vida. O ajuste das medicações e o controle dos fatores de risco são a base para a prevenção. Sabemos que um paciente que teve um AVC tem mais chance do que a população geral de ter outro. Portanto, o comprometimento do paciente com sua doença e com seu médico deve ser mantido.

DOENÇAS DA AORTA

Eduardo Keller Saadi

COMO E EM QUE SITUAÇÕES É FEITO O IMPLANTE DE UMA VÁLVULA AÓRTICA POR CATETER?

A estenose da válvula aórtica, quando grave, tradicionalmente vem sendo tratada por cirurgia com a substituição da válvula doente por uma prótese artificial. Mais recentemente (2002), foi desenvolvida uma nova técnica que permite o implante da válvula através da virilha, por dentro da artéria femoral, sem que haja necessidade da cirurgia convencional. Essa válvula é feita de um componente metálico (gaiola) que sustenta folhetos de pericárdio de boi ou porco. O implante de valva aórtica por cateter pode ser feito por duas vias: transapical (Figura 3.1) ou transfemoral (Figura 3.2). Na via transfemoral todo o procedimento é feito através da virilha, com a valva sendo implantada por cateteres, que navegam por dentro do sistema arterial, desde a artéria femoral até o coração. A valva doente é dilatada por um balão e a prótese é implantada. Na via transapical,

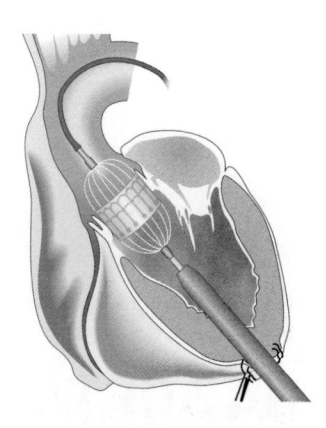

FIGURA 3.1 **IMPLANTE DE VALVA AÓRTICA POR VIA TRANSAPICAL.**

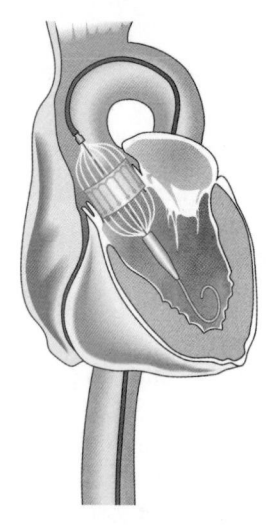

FIGURA 3.2 **IMPLANTE DE VALVA AÓRTICA POR VIATRANSFEMORAL.**

quando o acesso femoral não é adequado, uma pequena incisão é feita no lado esquerdo do tórax, abaixo do mamilo. O sistema da valva com cateter é introduzido diretamente no coração pela ponta do ventrículo esquerdo, dilatando a valva e liberando a prótese em cima da valva doente, aliviando a obstrução. O procedimento é menos invasivo do que a cirurgia convencional, mas no momento é reservado para pacientes com muitas doenças associadas ou idade avançada, quando a cirurgia aberta está contraindicada ou apresenta alto risco.

O QUE É UM ANEURISMA DA AORTA?

30

O aneurisma é uma dilatação localizada em um segmento de uma artéria (Figura 3.3). A aorta, por ser a maior artéria do corpo – iniciando na saída do coração e terminando na altura do umbigo –, é a mais frequentemente acometida. Representa um enfraquecimento de determinado local da aorta e o maior risco é a ruptura. Quanto maior o tamanho do aneurisma maior o risco de rompimento. Tal qual um balão de festa que quanto maior seu diâmetro mais fina é a parede e, consequentemente, maior o risco de problemas. O ideal é detectar e tratar o aneurisma antes que ocorra ruptura com hemorragia interna.

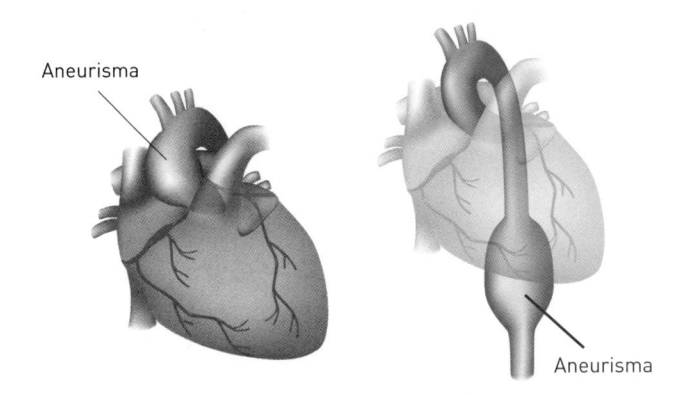

FIGURA 3.3 **TIPOS DE ANEURISMA.**

31 COMO O **ANEURISMA DA AORTA** É DETECTADO?

O aneurisma pode ser identificado pelo médico durante a palpação do abdome, mas geralmente é detectado através de um exame de imagem. Na maior parte das vezes, é achado por acaso durante exames para outras finalidades. Como geralmente não dá sintomas, o paciente só saberá que tem a doença se fizer exames. Por isso a importância da avaliação da aorta em grupos de risco.

O aneurisma pode ser detectado através de radiografia simples, ecografia, ressonância magnética ou tomografia. É muito importante sua detecção precoce, pois permite o acompanhamento e o tratamento no momento certo.

32 O ANEURISMA DA AORTA REPRESENTA UMA **SENTENÇA DE MORTE**?

Não. Hoje em dia, com a detecção precoce, a maior parte (cerca de 98%) dos pacientes com aneurismas da aorta pode ser tratada com sucesso e levar uma vida normal.

QUAIS AS FORMAS DE TRATAMENTO DOS ANEURISMAS DA AORTA?

O tratamento vai depender do tipo (se sacular ou fusiforme), da localização e do tamanho. Aneurismas pequenos podem ser tratados clinicamente e com medicamentos para baixar a pressão arterial, acompanhados periodicamente por imagens. Para aneurismas grandes, com crescimento rápido ou que apresentem sintomas, temos duas formas de tratamento: a cirurgia convencional e a cirurgia endovascular (Figura 3.4).

Na cirurgia convencional, há necessidade de anestesia geral. O tórax ou o abdome são abertos para se ter acesso direto ao aneurisma, que é substituído por uma prótese de tecido (Dacron) suturada na aorta. Na cirurgia endovascular, o aneurisma é abordado à distância, pela virilha, através do sistema arterial.

A endoprótese, que é constituída de uma liga metálica e recoberta por um tecido, navega pelo interior dos vasos e é liberada por dentro da aorta no local do aneurisma. Com isso, há a exclusão do aneurisma da circulação, redirecionando o fluxo de sangue para dentro da prótese e evitando o risco de ruptura. Como o procedimento é menos invasivo, a mortalidade é menor em pacientes de alto risco e a recuperação é mais rápida. Por ser o procedimento ainda relativamente novo (1991), aguardamos resultados a longo prazo.

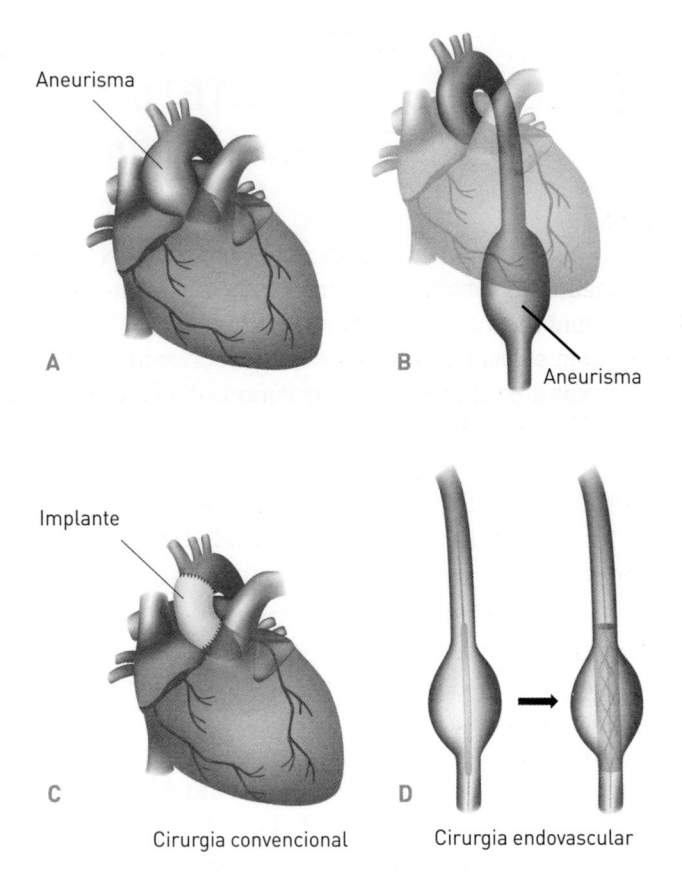

FIGURA 3.4 (A E B) TIPOS DE ANEURISMA. (C) TRATAMENTO CIRÚRGICO CONVENCIONAL DO ANEURISMA. (D) TRATAMENTO DO ANEURISMA POR CIRURGIA ENDOVASCULAR.

O TRATAMENTO DOS ANEURISMAS PELA VIRILHA (POR **CATETER**) É MAIS SEGURO?

Cada paciente deve ser avaliado individualmente para se decidir a melhor forma de tratamento. Não existe uma receita de bolo para todos os casos. Há pacientes em que a cirurgia endovascular apresenta menos risco do que a cirurgia convencional, mas nem todos podem ser submetidos a este procedimento por questões anatômicas. Como a prótese é colocada através da artéria da virilha, esta não pode ter obstrução importante, assim como é necessário ter um segmento de aorta normal antes e depois do aneurisma para a adequada fixação.

4

DOENÇA ARTERIAL PERIFÉRICA

Eduardo Keller Saadi

35 QUAIS SÃO OS RISCOS DE UM ESTREITAMENTO NA ARTÉRIA CARÓTIDA?

As artérias carótidas levam sangue ao cérebro. A maioria dos pacientes com estenose (estreitamento) de carótida não apresenta sintomas, já que essas lesões se desenvolvem lentamente ao longo de décadas. Quando ocorre estreitamento por placas de ateroma, em geral na bifurcação da artéria no pescoço, o risco é a liberação de pequenos fragmentos com prejuízo à circulação cerebral (Figura 4.1). Esses eventos podem ser temporários e reversíveis, chamados de acidentes isquêmicos transitórios (AIT). Em geral, servem como aviso e devemos agir rápido. Podem também ocorrer acidentes vasculares cerebrais, tanto por embolia, como por obstrução completa do vaso. O importante é a estratificação de risco que cada paciente apresenta a desenvolver um AVC para definirmos a melhor estratégia de tratamento. Devemos agir preventivamente para evitar as sequelas neurológicas.

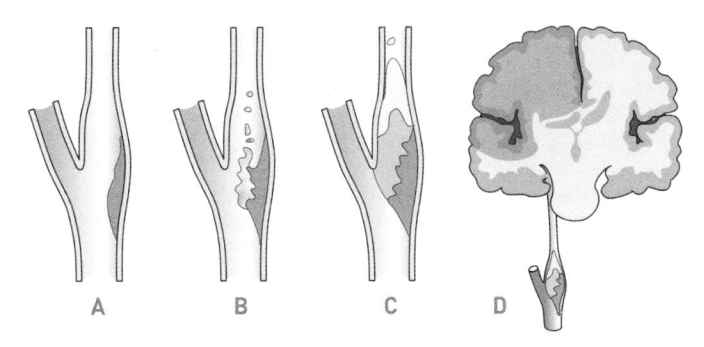

FIGURA 4.1 ESTREITAMENTO GRADUAL DA ARTÉRIA CARÓTIDA. (A, B, C) SE A BIFURCAÇÃO NA ARTÉRIA DO PESCOÇO FOR ATINGIDA, AOS POUCOS O ATEROMA AUMENTA DE TAMANHO E PREJUDICA A CIRCULAÇÃO DO SANGUE NO CÉREBRO. (D) ÁREA CEREBRAL ATINGIDA PELA FALTA DE CIRCULAÇÃO SANGUÍNEA.

QUAIS AS **ALTERNATIVAS DE TRATAMENTO** PARA UM ESTREITAMENTO CRÍTICO DAS ARTÉRIAS CARÓTIDAS?

Existem três alternativas: o tratamento clínico, a cirurgia convencional e a colocação de *stent*. Como a doença é uma consequência da aterosclerose, esta deve sempre ser tratada clinicamente através da modificação de hábitos de vida (parar de fumar, exercícios físicos, alimentação controlada, redução do *stress*, entre outros). Também deve-se tomar medicamentos para reduzir a chance de formação de coágulos e para reduzir o colesterol. Os pacientes com estreitamentos críticos nas duas carótidas, sendo muito grave em uma delas e quando já há obstrução de um lado ou têm sintomas, estão mais sujeitos a desenvolver AVC e devem ser tratados adicionalmente com cirurgia convencional ou implante de *stent*. Na cirurgia convencional, é realizada uma incisão no pescoço, onde a artéria carótida é aberta e a placa de ateroma removida sob visão direta e depois suturada. Também há possibilidade de dilatação e implante de *stent*. Este procedimento é feito pela virilha, por onde se introduzem cateteres, sendo a placa dilatada e colocado um *stent* (mola metálica) dentro da artéria para moldá-la e manter o fluxo.

37 QUAIS SÃO AS MANIFESTAÇÕES DA **OBSTRUÇÃO** DAS **ARTÉRIAS DAS PERNAS?**

Pacientes com doença aterosclerótica nas artérias das pernas (Figura 4.2) em uma fase inicial são assintomáticos. Com a progressão da doença, que em geral se dá de uma maneira lenta, podem apresentar claudicação intermitente (dor nos músculos das pernas quando caminham determinada distância) e até – em casos mais graves – dor em repouso, que prejudica o sono e gera lesões na pele (úlceras e necrose). O ideal é identificar o problema em uma fase precoce para evitar o risco de perda do membro acometido.

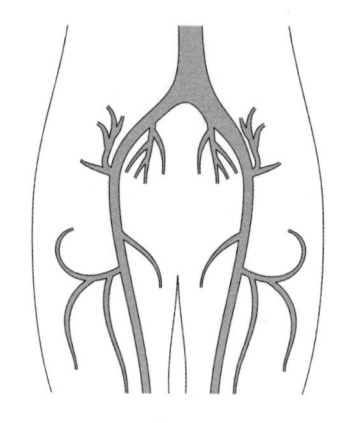

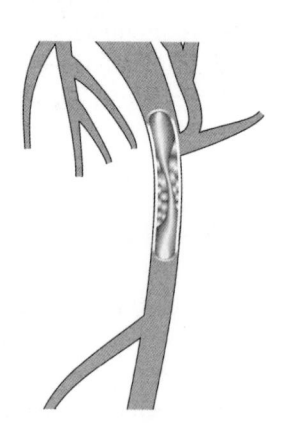

FIGURA 4.2 **ARTÉRIA ILÍACA COM PLACA DE ATEROMA.**

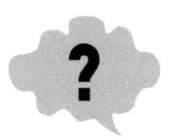

COMO SE PODE **TRATAR A OBSTRUÇÃO** DOS VASOS DAS PERNAS?

38

O tratamento depende da gravidade. Pacientes com claudicação são tratados, em geral, com modificação dos hábitos de vida (parar de fumar, fazer caminhadas, controle alimentar), tratamento das doenças associadas e medicamentos. A maioria dos pacientes nesse estágio, se seguir o tratamento, tem sua doença estabilizada e melhora a distância de claudicação. Em estágios mais avançados, como a claudicação para poucos metros, dor isquêmica de repouso e lesão trófica (úlcera ou necrose), o paciente deve ser investigado para fins de tratamento invasivo. Aqui também temos duas alternativas para melhorar o fluxo sanguíneo: a cirurgia convencional (Figura 4.3) e a endovascular. Após a correta avaliação dos locais comprometidos por estreitamentos ou obstruções, escolhemos a melhor opção. Em casos mais graves, em geral as obstruções são em vários níveis. Muito embora a cirurgia convencional ainda tenha seu espaço, a tendência é indicar mais liberalmente o tratamento endovascular através da dilatação das lesões com cateter balão

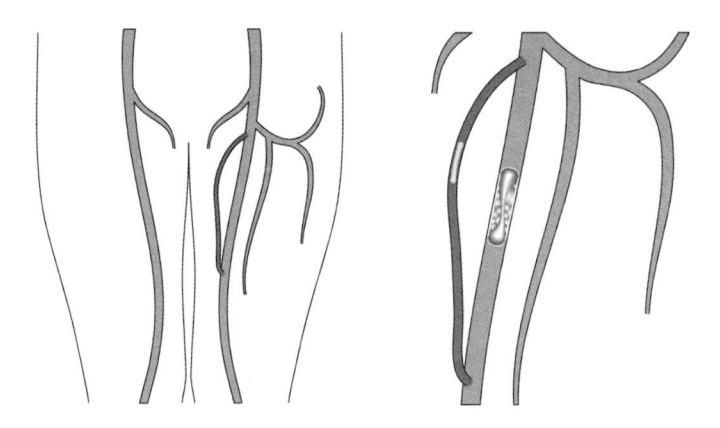

FIGURA 4.3 **PONTE DE SAFENA REALIZADA POR MEIO DE CIRURGIA CONVENCIONAL NA PERNA.**

e implante de *stents* em casos selecionados. Este procedimento, que é feito por punção da artéria femoral na virilha, é menos invasivo, realizado com anestesia local e tem recuperação mais rápida, sendo possível repeti-lo se for necessário. O acompanhamento médico por toda a vida é fundamental para uma evolução favorável.

INSUFICIÊNCIA CARDÍACA

Eduardo Schlabendorff

O QUE É INSUFICIÊNCIA CARDÍACA E QUAIS SÃO SEUS SINTOMAS MAIS COMUNS?

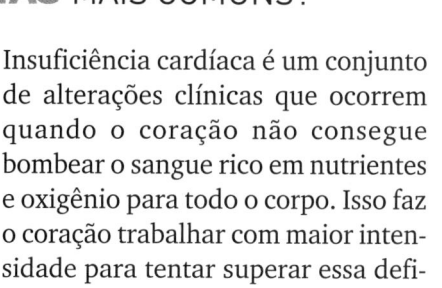

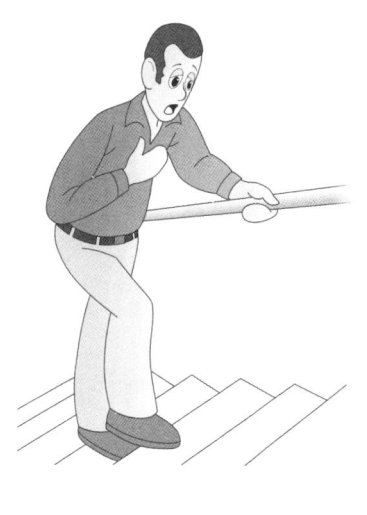

39

Insuficiência cardíaca é um conjunto de alterações clínicas que ocorrem quando o coração não consegue bombear o sangue rico em nutrientes e oxigênio para todo o corpo. Isso faz o coração trabalhar com maior intensidade para tentar superar essa deficiência e em consequência, surgem alterações clínicas como a dificuldade de respirar ou "fôlego curto", edema (inchaço) nas pernas, pés ou tornozelos, tontura, cansaço (fadiga) e confusão mental. Essas alterações, geralmente, em fases iniciais da doença, ocorrem somente durante as atividades físicas diárias, como, por exemplo, caminhar, subir escadas ou varrer a casa. Em fases mais avançadas ou em períodos de exacerbação da doença, os sintomas podem ocorrer durante o repouso.

40 QUAIS AS CAUSAS DA **INSUFICIÊNCIA CARDÍACA?**

Várias doenças ou condições clínicas podem causar insuficiência cardíaca. As causas mais comuns são a hipertensão arterial (pressão alta), doenças relacionadas ao depósito de colesterol nas artérias como infarto do miocárdio (ataque cardíaco), doenças que afetam o músculo do coração e doença das válvulas cardíacas. Outras alterações como distúrbios hormonais (p. ex., diabetes, alterações em hormônios da tireoide), abuso de substâncias (bebidas alcoólicas, anti-inflamatórios), anemia, infecções, consumo excessivo de sal podem causar ou agravar a insuficiência cardíaca. Além disso, alguns pacientes podem ter predisposição genética a desenvolver essa doença.

41 A PESSOA QUE APRESENTA INSUFICIÊNCIA CARDÍACA PODE FAZER **EXERCÍCIOS FÍSICOS?**

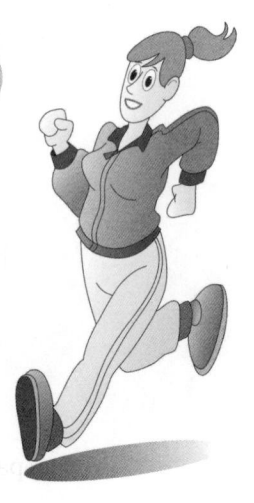

Antigamente, era orientado aos pacientes que mantivessem repouso, pois existia um conceito errado de que os problemas cardíacos contraindicavam a realização de exercícios físicos. Hoje, porém, sabemos – após diversas pesquisas – que o exercício físico é muito importante para o tratamento de pacientes com insuficiência cardíaca. Mesmo para pacientes com grande limitação física durante a exacerbação dos sintomas, atualmente recomenda-se que seja iniciado o processo de reabilitação cardíaca, em que o exercício físico é parte essencial para a melhora dos sintomas e para diminuir a necessidade de internações hospitalares.

42 POR QUE OS PACIENTES COM INSUFICIÊNCIA CARDÍACA DEVEM RESTRINGIR O CONSUMO DE SAL?

A maior parte dos sintomas relacionados à insuficiência cardíaca está relacionada ao acúmulo de líquido nos pulmões (gerando falta de ar e cansaço), nas pernas e pés (edema – inchaço), sendo muito importante tentar diminuir esse acúmulo de líquidos pelo corpo. Entretanto, o sódio, presente no sal de cozinha, promove retenção de líquidos no organismo e aumenta a pressão arterial, agravando os sintomas da insuficiência cardíaca. Estudos brasileiros revelam que o consumo de sal é muito superior às necessidades diárias desse elemento. É importante salientar que os alimentos (principalmente os alimentos industrializados), geralmente apresentam certa quantidade de sódio (sal intrínseco), mesmo antes de serem temperados com sal adicional. **A restrição ao consumo excessivo de sal pode diminuir o risco de piora dos sintomas e a necessidade de internações por descompensação da insuficiência cardíaca.**

43 TEREI DE ME APOSENTAR CASO CONFIRMADA INSUFICIÊNCIA CARDÍACA?

Existem diversos graus de severidade da insuficiência cardíaca. Alguns pacientes podem permanecer com sintomas muito severos em um período de exacerbação da doença, porém após ajustes dos medicamentos e/ou após um tratamento específico podem voltar a ficar sem sintomas relacionados à insuficiência cardíaca ou apresentar sintomas após grandes esforços, possibilitando exercer a atividade de trabalho normalmente. Claro que cada tipo de trabalho apresenta diferentes necessidades de esforços físicos, podendo muitas vezes um mesmo paciente tolerar alguns tipos de trabalho e não conseguir exercer outros. Há também a possibilidade de troca/adequação das funções no local de trabalho, para que o esforço físico seja menor. Por isso, existe uma especialidade da medicina do trabalho que é responsável por determinar a possibilidade de trabalho de cada paciente portador de insuficiência cardíaca, levando em conta todos os aspectos particulares de cada caso. Em estágios mais avançados da doença, pode-se necessitar aposentadoria precoce por invalidez. É importante salientar que o médico assistente pode fornecer informações e laudos, porém, quem determina legalmente a possibilidade de trabalho e/ou a necessidade de aposentadoria é o médico do trabalho ou perito médico.

44 POR QUE O MÉDICO SOLICITA AOS PACIENTES COM INSUFICIÊNCIA CARDÍACA QUE VERIFIQUEM O **PESO CORPORAL** DIARIAMENTE?

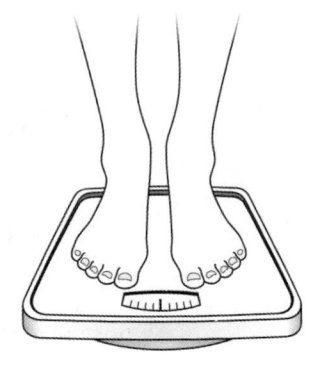

Medir o peso diariamente pode ser uma importante ferramenta utilizada para avaliar se o paciente está retendo líquido corporal que é responsável pela maioria dos casos de exacerbação da insuficiência cardíaca. Recomenda-se que o paciente verifique seu peso todos os dias ao acordar, depois de urinar e em jejum. Caso observe um aumento de peso acima de 2 kg em dois dias, ou 3 kg em uma semana, o paciente deve procurar o seu médico para ver se há necessidade de ajustar os medicamentos. Essa medida pode evitar internações hospitalares, pois é possível intervir antes de uma descompensação maior da doença.

45 PARA TRATAR INSUFICIÊNCIA CARDÍACA BASTA SOMENTE TOMAR OS REMÉDIOS COMO O MÉDICO SOLICITA?

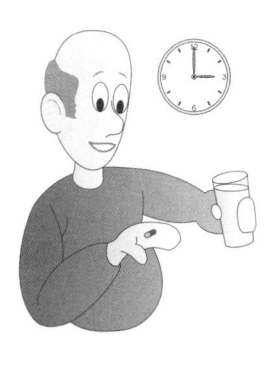

Tomar medicações conforme orientação é fundamental, porém existem tratamentos não medicamentosos que também exigem atenção e orientação, pois necessitam de igual importância ou até mesmo maior, pois necessitam mudanças de hábitos e cuidados de saúde. Para isso, existe hoje em dia o conceito de atendimento multiprofissional da insuficiência cardíaca, principalmente em clínicas especializadas, possibilitando cuidados nutricionais, psicológicos, fisioterápicos e de enfermagem que, em conjunto com os cuidados médicos, podem fazer os pacientes apresentarem menor tendência para a piora dos sintomas ou para internações repetidas por exacerbação da doença.

46 POSSO MANTER ATIVIDADE SEXUAL NORMALMENTE MESMO TENDO INSUFICIÊNCIA CARDÍACA?

Os pacientes que não apresentam sintomas limitantes durante esforços físicos podem manter sua atividade sexual normal. Sabe-se, porém, que os sintomas psicológicos decorrentes da insuficiência cardíaca, a limitação física, os efeitos colaterais de medicamentos (p. ex., diuréticos, betabloqueadores), o diabetes e a hipertensão arterial são fatores que podem estar envolvidos na ocorrência da disfunção erétil (impotência sexual) e na perda de libido. Caso o médico recomende o uso de medicamentos para a disfunção erétil, os pacientes do sexo masculino devem cuidar para não utilizar medicamentos da classe dos nitratos pelo menos 24 horas antes da relação sexual, devido ao risco de hipotensão grave (pressão baixa), devendo o paciente informar ao médico sobre a utilização recente desses medicamentos. Caso o paciente utilize todos os dias a classe dos nitratos, outros tipos de tratamentos podem ser orientados aos portadores de disfunção erétil.

6

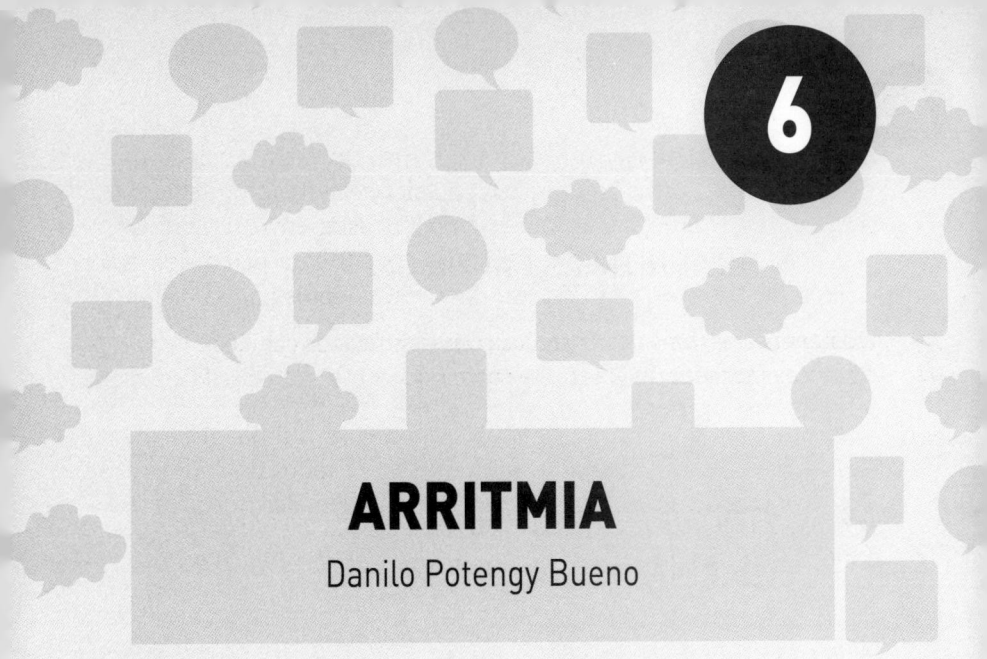

ARRITMIA
Danilo Potengy Bueno

O QUE É UMA ARRITMIA CARDÍACA?

O termo arritmia refere-se a qualquer tipo de alteração do ritmo ou frequência cardíaca diferente do normal (Figura 6.1). Arritmia é o termo mais utilizado, mas também é sinônimo de disritmia cardíaca.

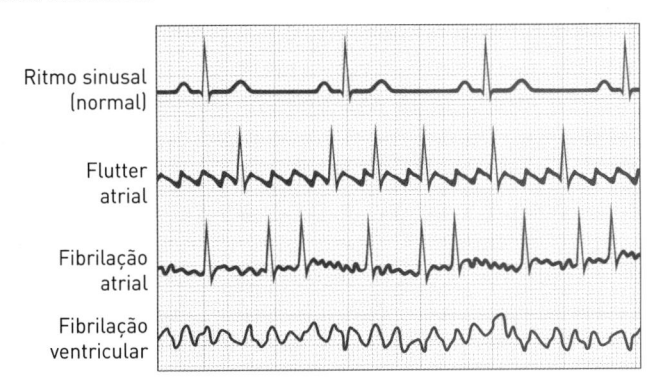

FIGURA 6.1 **ELETROCARDIOGRAMA NORMAL E COM ALGUNS TIPOS DE ARRITMIAS.**

48 QUAIS OS **PRINCIPAIS TIPOS** DE ARRITMIAS CARDÍACAS?

Existem vários tipos de arritmias, com significados clínicos e de características também diversas. De um modo geral, são classificadas em supraventriculares e ventriculares.

49 TODAS AS ARRITMIAS CARDÍACAS SÃO **GRAVES?**

Não. As arritmias cardíacas variam de diversas formas e situações clínicas, desde não expressivas em relação a riscos até mais graves, nestes casos oferecendo risco até de mortalidade. Cada caso deve ser analisado e tratado pelo médico.

50 **PALPITAÇÃO** E **TAQUICARDIA** É A MESMA COISA?

Não. O termo taquicardia é baseado num aumento numérico dos batimentos cardíacos, quando contamos quantos existem em um minuto. De uma forma geral, a variabilidade mais frequente está entre 60 e 100 batimentos por minuto, podendo – em alguns casos – variar um pouco para mais ou para menos, dependendo do uso de medicações, de doenças associadas, ou até mesmo condições consideradas normais. Taquicardia, portanto, representa um número de batimentos acima de 100 por minuto, já o termo palpitação é baseado no que sentimos. É o sintoma que a pessoa refere. Há vários momentos em que existe a queixa de palpitação, mas quando medimos os batimentos, o indivíduo não está com taquicardia. Por vezes, alguém refere que o coração está acelerado, dizendo que está com taquicardia, porém, quando medimos o número de batimentos, ele está dentro no normal. Ou seja, o indivíduo não tem taquicardia e sim referiu palpitação, que se deve a uma série de outras situações, tais como hipertensão, doenças pulmonares e até mesmo a arritmias cardíacas que não possuam aumento constante do número de batimentos.

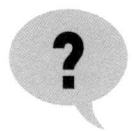

51 — NOTAREI ALGUM SINTOMA SE TIVER ARRITMIA?

Não necessariamente. O sintoma mais comum que é relacionado à arritmia é a palpitação. Porém, as arritmias cardíacas também podem se apresentar clinicamente como uma variedade de sintomas, tais como desmaios, cansaço para caminhar, falta de ar durante esforços e até mesmo dor torácica. Em algumas situações, a arritmia pode pode ter início assintomático.

52 — QUANDO FAÇO O ELETROCARDIOGRAMA CONVENCIONAL E ELE É NORMAL, EU AINDA POSSO TER ARRITMIAS CARDÍACAS?

Sim. Nem sempre o eletrocardiograma convencional, ou até mesmo o eletrocardiograma de 24 horas (Holter), pode excluir a existência de arritmias cardíacas. Às vezes, esses exames podem ser normais, pois durante a sua realização a arritmia não aconteceu, no entanto, são ferramentas indispensáveis na investigação da existência de arritmias cardíacas. Se o paciente possuir o sintoma no momento da realização do exame, fica mais fácil poder correlacionar se realmente o sintoma referido representa uma arritmia cardíaca.

53. EXISTEM ALGUMAS DOENÇAS QUE SÃO MAIS RELACIONADAS A ARRITMIAS CARDÍACAS?

Exclusivamente não. Existem variadas situações que podem ser facilitadoras no desencadeamento de arritmias e outras nas quais a arritmia é consequência de alguma doença. Por exemplo, a existência de hipertensão arterial, doença pulmonar crônica, insuficiência cardíaca, entre outras, são situações que podem facilitar o desencadeamento de arritmias. É sempre importante que maiores investigações sejam feitas para a exclusão de doenças cardíacas ou de outros órgãos que podem estar se expressando por meio de arritmias cardíacas, como é o caso, por exemplo, de doenças da glândula tireoide.

54. A QUE RISCOS ESTAREI EXPOSTO CASO EU NÃO INVESTIGUE SE POSSUO OU NÃO ARRITMIAS CARDÍACAS?

Como dito anteriormente, existem arritmias cardíacas que não possuem expressão de maior risco cardíaco, as quais são tratadas para aliviar sintomas e não para proteção cardíaca. Por outro lado, existem arritmias de mais gravidade, o que chamamos de maior morbimortalidade, que podem causar acidentes vasculares cerebrais, obstruções periféricas e até mesmo a morte.

TENHO OUVIDO FALAR SOBRE UMA ARRITMIA CHAMADA FIBRILAÇÃO ATRIAL. O QUE SIGNIFICA?

55

A fibrilação atrial é uma dessas arritmias cardíacas que possui risco de morbimortalidade, pois está forte e comumente relacionada à presença de acidente vascular cerebral e obstruções arteriais vasculares, caso não tratada de forma adequada e em tempo (Figura 6.2).

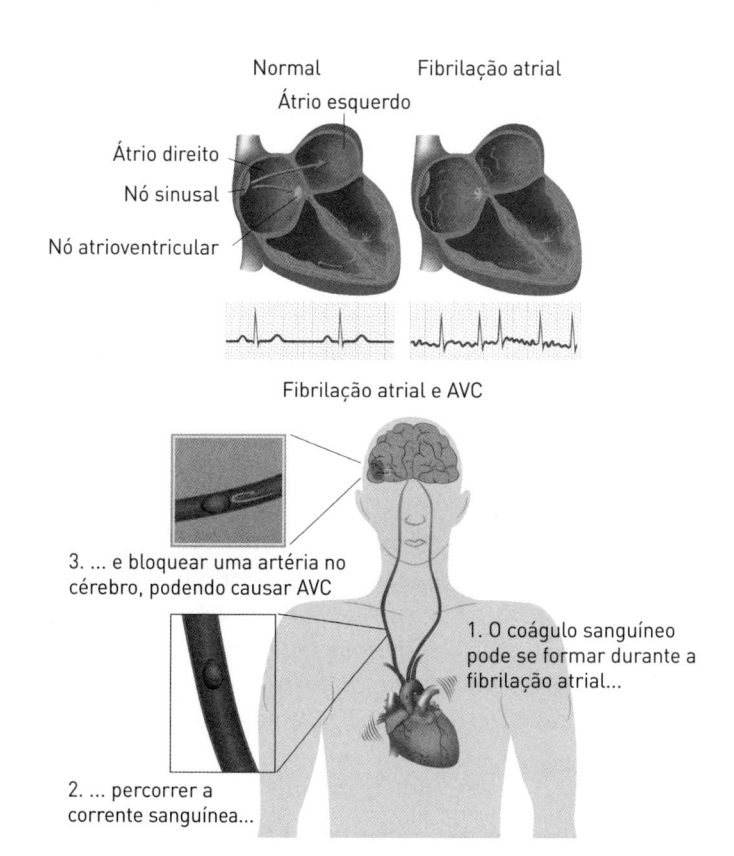

FIGURA 6.2 **FIBRILAÇÃO ATRIAL. (A) DIFERENÇA ENTRE CORAÇÃO NORMAL E CORAÇÃO COM FIBRILAÇÃO. (B) A FIBRILAÇÃO ATRIAL RELACIONADA AO ACIDENTE VASCULAR CEREBRAL (AVC) DEVIDO À OBSTRUÇÃO ARTERIAL QUE ESSE TIPO DE ARRITMIA PODE CAUSAR.**

56 EXISTE ALGUMA ARRITMIA CARDÍACA QUE TENHA RELAÇÃO DIRETA COM MORTE?

Sim. A presença de alguns tipos de arritmias ventriculares, tais como taquicardia ventricular ou fibrilação ventricular devem ser investigadas quanto à existência de doenças da estrutura do coração, como: doença nas artérias coronárias, coração dilatado, entre outras.

Em diversos casos, além do tratamento médico e uso de medicações, o paciente pode necessitar do implante de algum tipo de marca-passo, chamados cardiodesfibriladores, que fazem a proteção contra a morte ser mais efetiva, pois são dispositivos que possuem a propriedade de gerar choques elétricos caso o paciente possua essas arritmias, revertendo-a e protegendo o indivíduo contra a morte.

57 O QUE É O HOLTER?

Holter é um sistema de gravação contínua de traçado eletrocardiográfico, o qual permite que seja realizada uma monitorização do ritmo cardíaco do paciente, além de outras alterações importantes que, por vezes, necessitam ser esclarecidas. O seu período de monitorização (gravação) é de 24 horas, podendo ser estendido até 48 horas, ou até mesmo sete dias. Em algumas situações especiais, pode-se lançar mão do recurso de um tipo de Holter implantável subcutâneo, o qual pode ficar até mesmo por meses.

O QUE É E PARA QUE SERVE O **MARCA-PASSO** CARDÍACO?

O marca-passo é um dispositivo de estimulação cardíaca artificial, o qual permite que o coração se contraia em situações nas quais ele não consegue fazer por seus meios fisiológicos usuais. Existe uma variedade de patologias que fazem o coração sofrer uma dificuldade elétrica parcial ou até mesmo total, fazendo o implante do marca-passo ser fundamental para a recuperação elétrica e contrátil do coração (Figura 6.3).

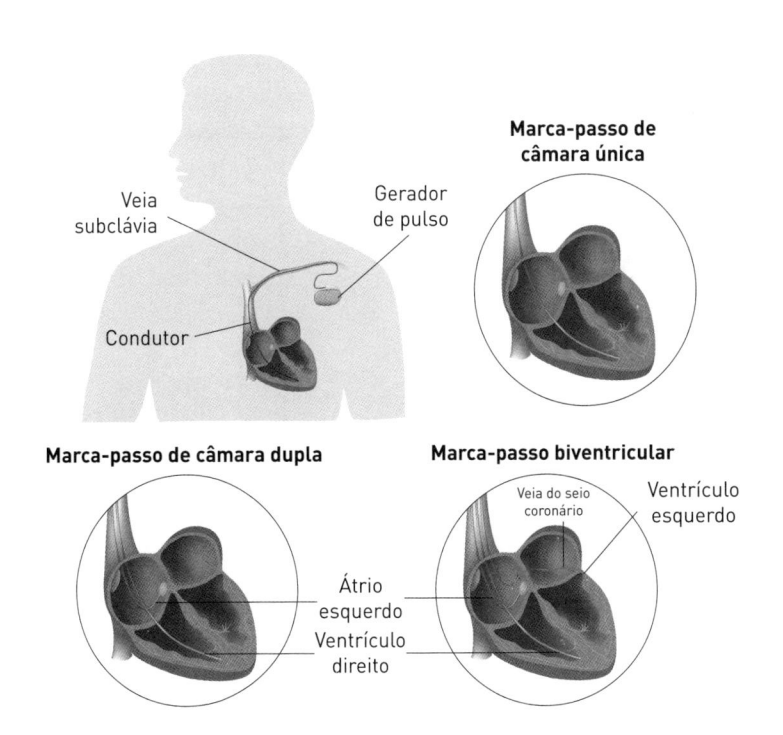

FIGURA 6.3 **TIPOS DE MARCA-PASSO.**

59 QUAIS **CUIDADOS** DEVE TER QUEM COLOCOU UM MARCA-PASSO?

Como o marca-passo é um aparelho eletroeletrônico que segue protocolos e sequências de análise, por meio de seus cabos e sensores até seu gerador, quaisquer interferências dentro desse sistema podem afetar a interpretação do modo como o marca-passo funciona. Algumas podem variar desde potenciais elétricos provenientes de interferência muscular ou de fontes externas de qualquer origem eletromagnética, tais como portas de bancos ou ímãs.

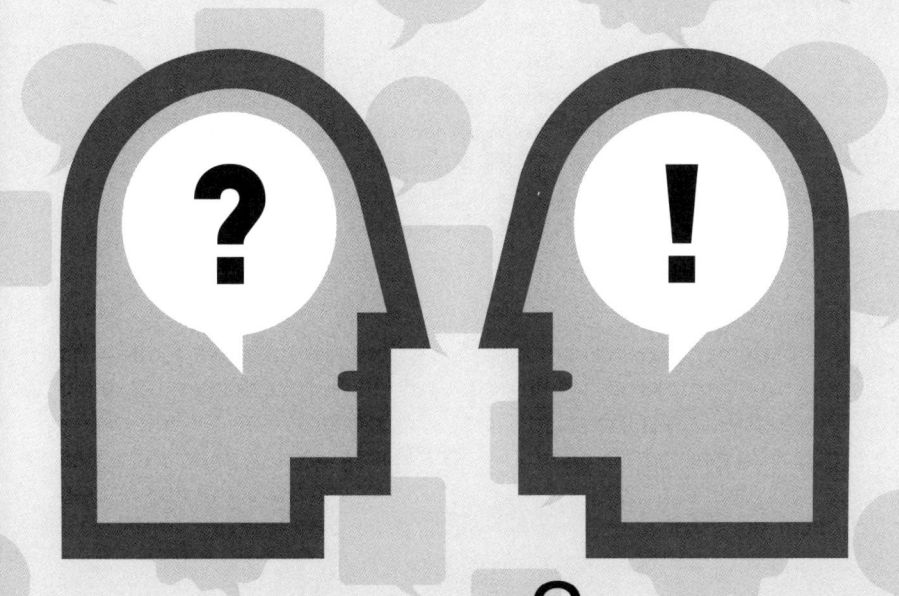

parte 2

FATORES DE RISCO E PREVENÇÃO

7

HIPERTENSÃO

Rafael Luiz Rech
Luciano Hatschbach

60 QUAIS SÃO OS **SINTOMAS** DA **HIPERTENSÃO ARTERIAL**, CONHECIDA COMO PRESSÃO ALTA?

A pressão alta por si só é assintomática. O sangramento nasal, a dor na nuca e a dor de cabeça são sintomas popularmente associados à pressão alta, no entanto não são provenientes dela, por esta razão dizemos que a pressão alta é um "mal silencioso". Se não tratada, pode levar à complicações nos chamados órgãos-alvo, que são: cérebro, coração e rins (Figura 7.1).

Acidente vascular cerebral

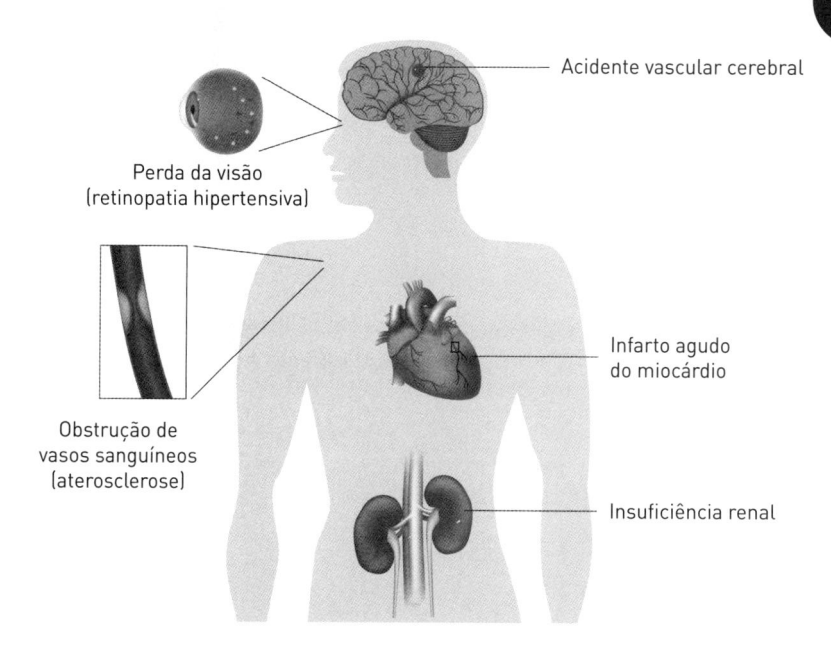

Perda da visão
(retinopatia hipertensiva)

Infarto agudo
do miocárdio

Obstrução de
vasos sanguíneos
(aterosclerose)

Insuficiência renal

FIGURA 7.1 **PRINCIPAIS COMPLICAÇÕES DA HIPERTENSÃO.**

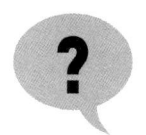

QUAIS SÃO AS **CAUSAS** DA PRESSÃO ALTA?

Geralmente a causa é desconhecida ou não está bem definida, ou seja, o paciente tem a tendência genética/familiar (hipertensão primária). Entre as causas conhecidas, e nesse caso chamado de hipertensão secundária, estão as doenças dos rins, de glândulas endócrinas como a suprarrenal, do sistema nervoso, o abuso de certos medicamentos ou bebidas alcoólicas e a gravidez.

62 POSSO **PARAR DE TOMAR OS REMÉDIOS** DA PRESSÃO QUANDO ELA ESTIVER CONTROLADA?

Não. Os medicamentos devem ser mantidos, visto que a função deles é o controle da pressão e não a cura. Se pararmos de tomar as medicações da pressão sem ordem médica, ela voltará em níveis inadequados.

63 REMÉDIO PARA PRESSÃO CAUSA **IMPOTÊNCIA SEXUAL?**

Não existe comprovação científica de que medicações para pressão alta causem disfunção erétil. Inclusive, as medicações da classe dos betabloqueadores (propranolol, atenolol, metropolol e outros), que tinham o estigma, não mostraram nenhum efeito negativo quanto à ereção.

64 ALÉM DOS MEDICAMENTOS, QUAIS OUTRAS **MEDIDAS AUXILIAM NA REDUÇÃO** DA PRESSÃO ALTA?

Manter o peso corporal e hábitos alimentares adequados, reduzir o sal da dieta utilizando temperos que acrescentam sabor aos alimentos, realizar atividades físicas regularmente, estabelecer momentos de lazer, abandonar o fumo, aumentar a ingestão de vegetais em geral, reduzir o consumo de álcool e de gordura na dieta.

8

DIABETES
Daniel Souto Silveira

❓ COMO É FEITO O DIAGNÓSTICO DE DIABETES? — 65

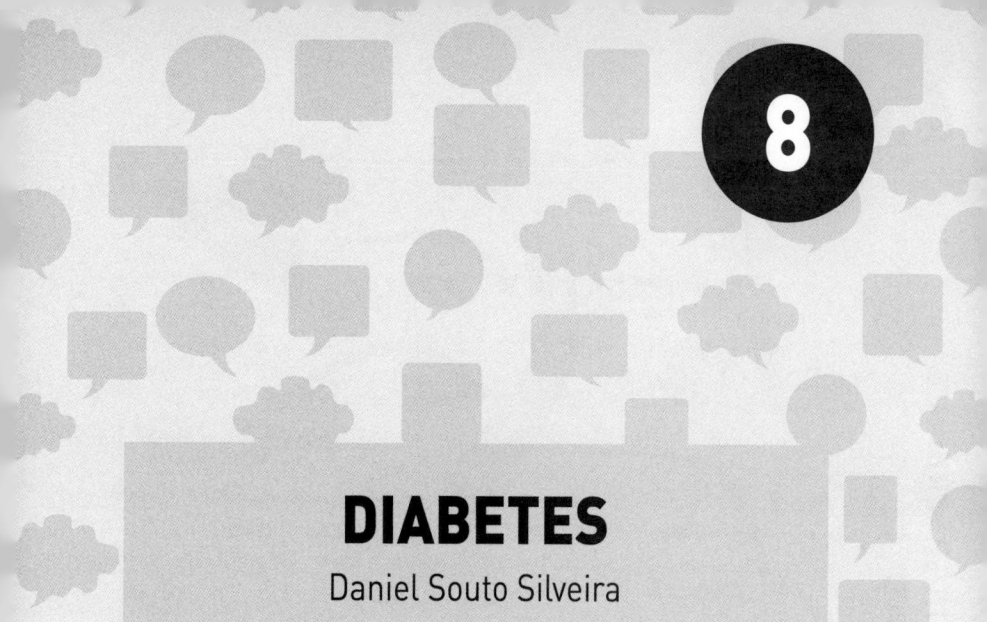

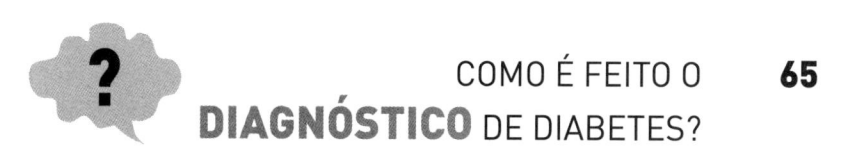

Baseia-se na presença de sintomas e na confirmação por exames laboratoriais. Os sintomas mais comuns são: a sede excessiva (polidipsia), a vontade de comer em excesso (polifagia) e a frequente vontade de urinar (poliúria). Medidas de glicose elevadas em jejum pela coleta de sangue no laboratório firmam o diagnóstico de diabetes. Algumas vezes o médico irá utilizar um teste de tolerância à glicose oral, durante o qual o paciente deve ingerir 75 g de glicose e medir a sua glicemia após 2 horas. Esse exame também deve ser feito em laboratório. O diabetes pode ser de tipo 1 ou tipo 2 (Figuras 8.1 e 8.2).

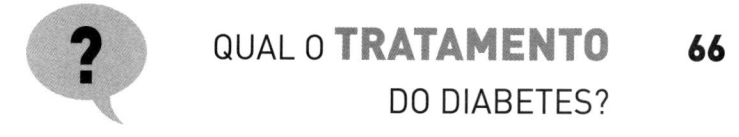

❓ QUAL O TRATAMENTO DO DIABETES? — 66

O diabetes possui diversas formas de tratamento. Para a maioria dos pacientes, o tratamento pode ser feito utilizando comprimidos, já

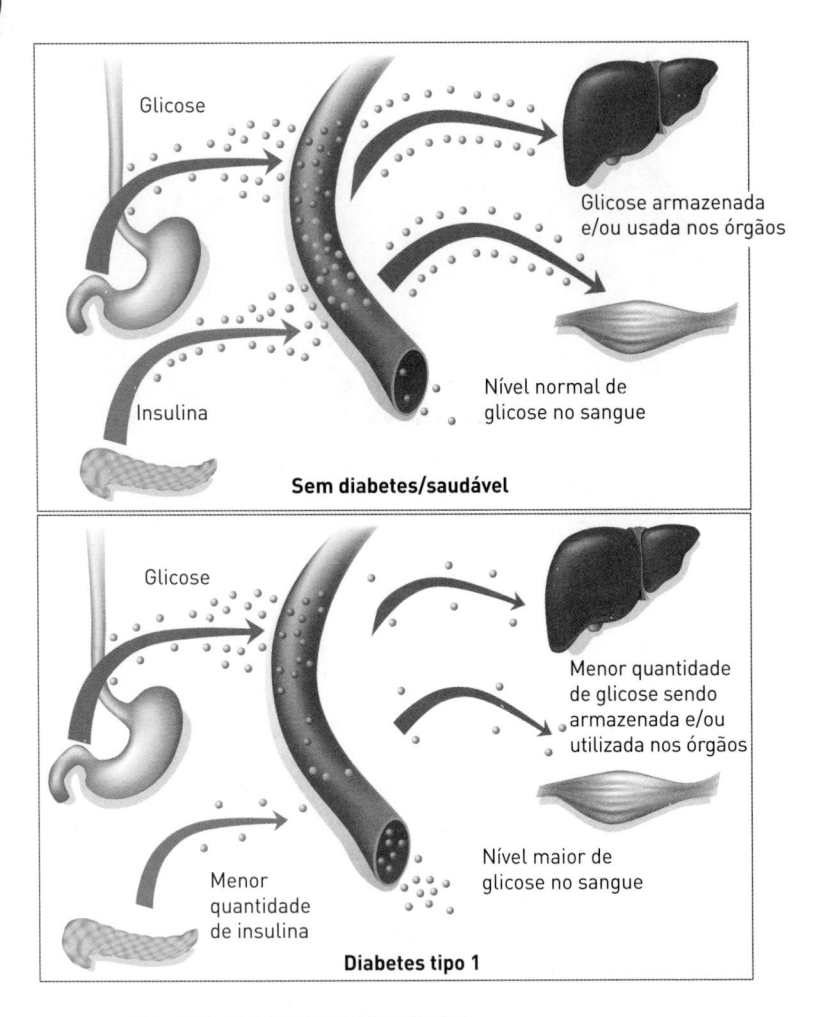

FIGURA 8.1 **MECANISMO DO DIABETES TIPO 1.**

em outros casos, as insulinas nos auxiliam a controlar o nível de glicose. É importante sabermos que os tratamentos, tanto por via oral (comprimidos) como por via subcutânea (insulina injetável), evoluíram muito nos últimos anos e existem várias alternativas que serão escolhidas pelo médico. Também é muito importante salientar que a atividade física regular e a manutenção do peso corporal contribuem, e muito, para o bom controle do diabetes.

Sem diabetes/saudável

- Glicose
- Glicose armazenada e/ou utilizada nos órgãos
- Insulina
- Nível normal de glicose no sangue

Diabetes tipo 2

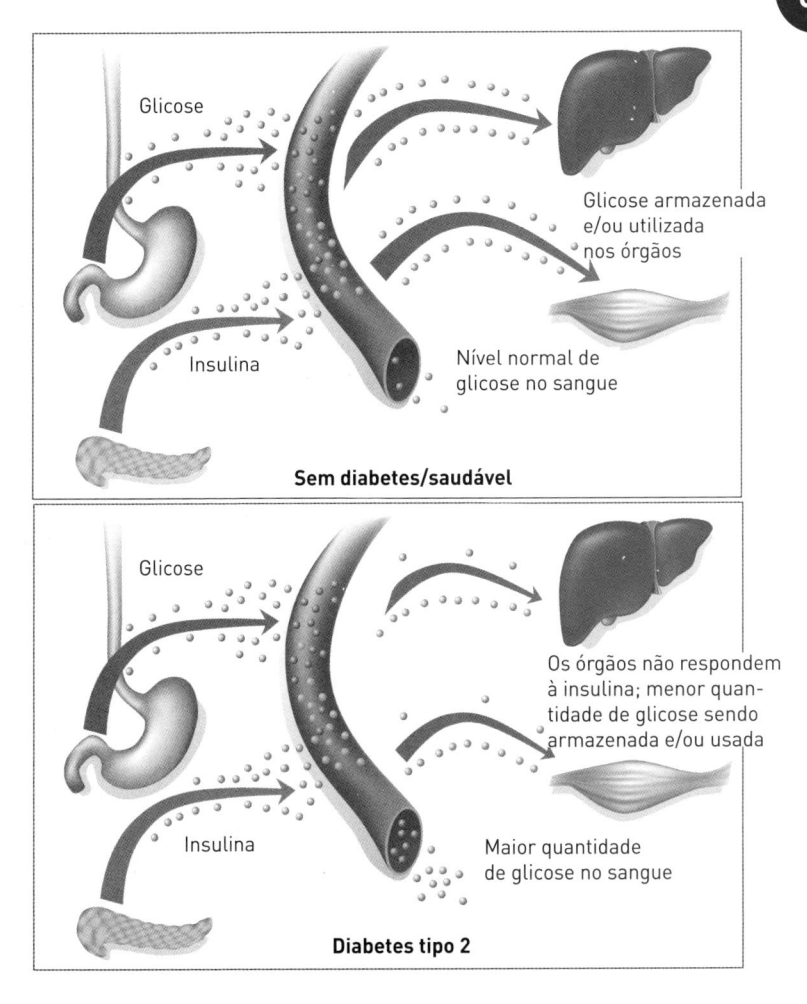

- Glicose
- Os órgãos não respondem à insulina; menor quantidade de glicose sendo armazenada e/ou usada
- Insulina
- Maior quantidade de glicose no sangue

FIGURA 8.2 **MECANISMO DO DIABETES TIPO 2.**

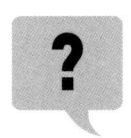

QUAIS SÃO OS **SINAIS** E **SINTOMAS** DO DIABETES?

67

Além da polidipsia, polifagia e poliúria citadas na pergunta 65, queixas de cansaço fácil, perda de peso, dificuldade de cicatrização de feridas e infecções de repetição são comuns nos diabéticos.

68 QUEM TEM DIABETES TEM MAIS **ALTERAÇÕES CARDÍACAS** DO QUE QUEM NÃO TEM?

Sim. Os pacientes diabéticos possuem um risco aumentado de apresentar doenças como o infarto agudo do miocárdio e o acidente vascular cerebral. Se devidamente tratados e com níveis de glicose adequados, os riscos de os diabéticos apresentarem doença cardíaca diminuem.

69 QUAIS CUIDADOS O DIABÉTICO DEVE TER QUANTO AOS **"AVISOS DO CORAÇÃO"**?

Os sintomas mais comuns de ataque cardíaco são chamados de "avisos do coração". O paciente que está apresentando um infarto agudo do miocárdio geralmente apresenta dor no peito retroesternal (atrás dos ossos do peito) com irradiação para a mandíbula e braço esquerdo, associada às náuseas e vômitos. Os pacientes com diabetes podem ter infarto sem dor torácica, o que torna muitas vezes mais difícil o reconhecimento desses avisos.

70 O DIABETES TEM **CURA?**

Não. O diabetes – como qualquer doença crônica – não possui cura, mas há tratamento.

DISLIPIDEMIAS
Vilmar Barroco

O QUE SÃO DISLIPIDEMIAS?

São alterações dos lipídios no sangue. As mais frequentes na prática são: a hipercolesterolemia (aumento do colesterol), a hipertrigliceridemia (aumento dos triglicerídeos) e a diminuição do HDL colesterol. Quando existe associação delas, denomina-se dislipidemia mista.

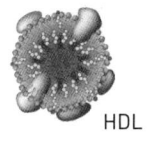

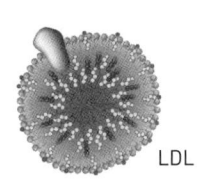

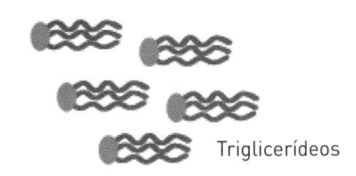

HDL LDL Triglicerídeos

72 QUEM **NÃO COME GORDURAS** PODE TER DISLIPIDEMIA?

Sim. Afastadas as condições como hipotireoidismo, diabetes, uso de certos medicamentos ou outras, em certos indivíduos existe uma predisposição genética que é responsável pela presença de uma dislipidemia mesmo sem abusos alimentares.

73 QUAIS SÃO OS **PRINCIPAIS TIPOS** DE COLESTERÓIS?

Os mais conhecidos – e com os quais o médico lida com os pacientes – são o colesterol total e suas frações (LDL e HDL colesterol). A lipoproteína de baixa densidade (LDL, do inglês *low density lipoprotein*) é conhecida também como o "colesterol ruim", pois quando aumentado pode depositar-se nas artérias, acarretando a doença aterosclerótica. Já a lipoproteína de alta densidade (HDL, *high density lipoprotein*) é conhecida como o "colesterol bom", pois é responsável por levar o excesso de colesterol ao fígado para ser eliminado do organismo (Figura 9.1).

74 SE A **PESSOA** É **MAGRA** PODE FICAR TRANQUILA PORQUE O SEU COLESTEROL SERÁ NORMAL?

Não. A única forma de saber se uma pessoa, mesmo magra, tem colesterol aumentado é coletando sangue e fazendo a sua dosagem.

75 MEUS **PAIS** TÊM **COLESTEROL** ELEVADO, DEVO ME PREOCUPAR?

Sim. A história familiar de pais com colesterol elevado aumenta as chances de um indivíduo apresentar hipercolesterolemia. Existem muitas formas de dislipidemias familiares nas quais um erro genético produz níveis elevadíssimos de colesterol.

76 COM QUE IDADE DEVEMOS **MEDIR** O COLESTEROL PELA **PRIMEIRA VEZ?**

Assim que apresentar uma das seguintes situações: diabetes, hipertensão, doença cardiovascular previamente estabe-

HDL

LDL

Triglicerídeos

Colesterol total

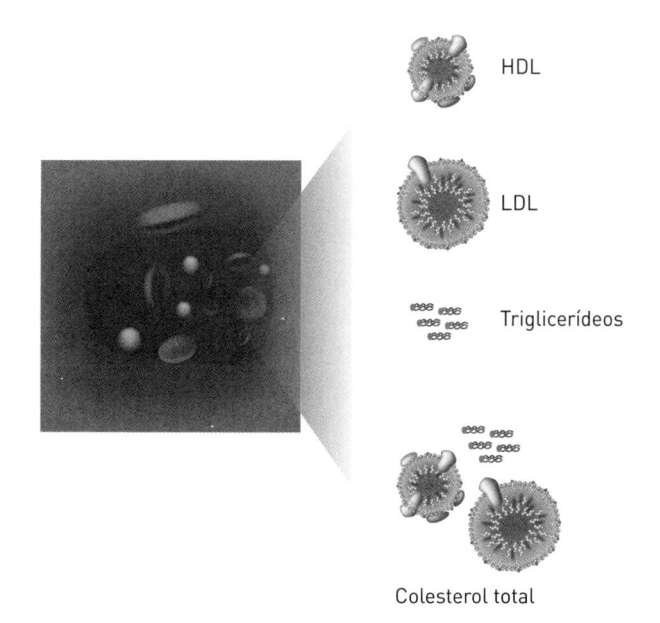

FIGURA 9.1 **TIPOS DE COLESTEROL E COLESTEROL TOTAL.**

lecida, fumante ativo, história familiar de dislipidemias e ou infartos, AVC em homens até 55 anos ou mulheres até 60 anos, insuficiência renal crônica, doença inflamatória crônica e obesidade. Se não apresenta essas condições, o colesterol deve começar a ser medido a partir dos 40 anos.

77 O **EXERCÍCIO FÍSICO** AJUDA NO TRATAMENTO DAS DISLIPIDEMIAS?

Sim. O exercício físico regular aumenta o HDL (colesterol bom), reduz os triglicerídeos, podendo também reduzir o LDL (colesterol ruim) e o colesterol total.

78 MEU COLESTEROL NORMALIZOU COM REMÉDIO. **POSSO PARAR** COM O MEDICAMENTO?

Provavelmente não. A tendência é que o colesterol volte a subir depois de interrompida a medicação. O tratamento medicamentoso, via de regra, é de longo prazo. Em certas condições, como risco cardiovascular elevado, infarto, angina, AVC, diabetes, aterosclerose presente em artérias e algumas outras, o uso da medicação é, de um modo geral, condição obrigatória.

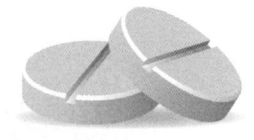

TABAGISMO

Daniel Souto Silveira

? ALÉM DE PROBLEMAS PULMONARES, O CIGARRO TAMBÉM PODE LEVAR À ALTERAÇÕES CARDÍACAS?

Sim. O cigarro é um dos principais fatores de risco para desenvolvermos infarto agudo do miocárdio, angina de peito e acidente vascular cerebral. O uso continuado de tabaco faz o corpo ter uma propensão maior a formar coágulos que podem entupir nossas artérias.

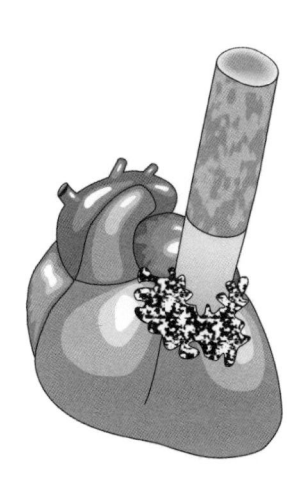

80 SE FUMOU DURANTE MUITOS ANOS **NÃO ADIANTA MAIS PARAR** PORQUE O "ESTRAGO" JÁ ESTÁ FEITO?

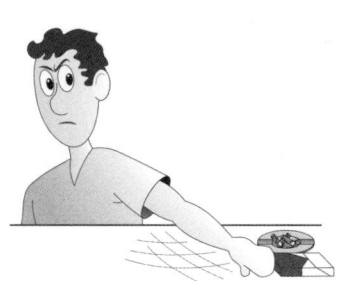

A cessação do tabagismo em qualquer momento da vida traz benefícios tanto cardiovasculares como respiratórios. Após deixar o hábito, diminuímos gradualmente a chance de apresentarmos doenças cardíacas e pulmonares.

81 VALE A PENA **DIMINUIR** O NÚMERO DE CIGARROS?

Sim. Apesar de não ser a medida ideal, alguns estudos demonstram uma redução de risco quando diminuímos a quantidade de cigarros fumados em um dia. A melhor conduta é procurar auxílio médico e parar de forma definitiva.

82 QUAIS **RECURSOS** DISPONHO PARA PARAR DE FUMAR?

Estudos demonstram que apenas 3% das pessoas conseguem parar de fumar espontaneamente, o que torna essa tarefa quase impossível sem o auxílio de um médico e de algumas medicações. Atualmente dispomos de adesivos de nicotina e gomas de mascar para suprir a abstinência (privação da substância a que o indivíduo é dependente). Existem ainda antidepressivos e medicações que bloqueiam os receptores de nicotina e diminuem drasticamente a vontade de fumar, tornando essa tarefa menos dolorosa. O acompanhamento psicológico/psiquiátrico também faz parte do tratamento.

ATIVIDADE FÍSICA E PREVENÇÃO

Felix Albuquerque Drummond
Salvador Ramos

QUAIS OS BENEFÍCIOS DO EXERCÍCIO FÍSICO PARA O CORAÇÃO?

83

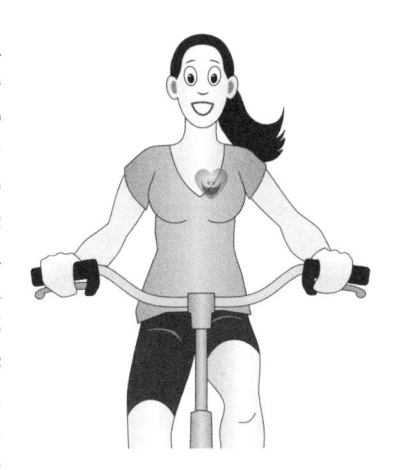

O exercício físico realizado de forma regular e seguindo critérios adequados de intensidade e duração melhora a capacidade de contração cardíaca e a distribuição sanguínea para músculos e órgãos. Além disso, diminui a sobrecarga cardíaca por conta do aumento de trocas gasosas na periferia (como a captação de oxigênio mais eficiente nos músculos, diminuindo o trabalho do coração), e diminui também a frequência cardíaca (FC) de repouso. A resposta ao exercício físico torna-se mais eficiente com um aumento mais demorado da FC do que quando a pessoa estava destreinada, ocasionando um prolongamento do exercício físico e o cansaço mais tardio. A pressão arterial pode ter melhor estabilidade e controle pela diminuição da sobrecarga cardíaca e pelo efeito vasodilatador (dilatação dos vasos sanguíneos, o que reduz a pressão arterial) do exercício físico. Esses efeitos refletem-se num melhor funcionamento do tecido – endotélio – que recobre os vasos com melhor fluxo sanguíneo e liberação de substâncias que auxiliam na proteção do sistema cardiovascular. Além disso, atua no metabolismo das gorduras, reduzindo o colesterol e os triglicerídeos, podendo melhorar o HDL colesterol (que é protetor e benéfico) e, por fim, pode equilibrar e controlar os níveis de glicose sanguínea.

84 PARA QUE SERVE A **AVALIAÇÃO PRÉ-PARTICIPAÇÃO** PARA SE FAZER PARTE DE UM PROGRAMA DE EXERCÍCIOS?

A avaliação clínica realizada pelo médico busca informações sobre sinais e sintomas cardiovasculares, tais como dor no peito, palpitação, falta de ar, tontura, falta de equilíbrio ou fadiga excessiva relacionadas com o exercício físico. História familiar de doença cardíaca isquêmica precoce ou condições cardíacas congênitas devem ser consideradas como fatores predisponentes para um risco maior de cardiopatia. A análise da presença de outros fatores de risco cardiovascular (alterações da glicemia de jejum ou a presença de diabetes melito, aumento de triglicerídeos e colesterol total, HDL colesterol baixo, hipertensão arterial, obesidade, tabagismo e *stress* elevado) devem ser consideradas na APP para definir e direcionar o programa. A avaliação do aparelho locomotor é parte importante, pois o funcionamento adequado das articulações e dos músculos é necessário para a realização dos exercícios físicos recomendados.

COMO SÃO OS EXAMES NA AVALIAÇÃO PRÉ-PARTICIPAÇÃO?

O exame físico clínico direcionado conforme a revisão dos sistemas e análise dos fatores de risco, associado ao exame de mobilidade articular e força muscular, permite um diagnóstico da condição de saúde e o direcionamento para exames complementares e/ou adequada orientação à prática de exercícios físicos. O teste de esforço com ou sem eletrocardiograma é um dos exames mais requisitados na APP do adulto. Esse exame – realizado com a análise de gases expirados (teste cardiopulmonar de exercício [Figura 11.1] ou ergoespirometria) ou sem essa medida (denominado teste ergométrico) – é importante na predição da condição física, na definição da frequência cardíaca máxima (principal indicador para acompanhamento do treino), na determinação do limiar anaeróbico, na resposta da pressão arterial. A avaliação da composição corporal através de medidas antropométricas analisa dados do peso corporal, como percentual de gordura e circunferência abdominal e deve ser associada à avaliação postural, de força muscular e flexibilidade para obter dados objetivos sobre a condição atual, o que auxilia na definição das metas almejadas.

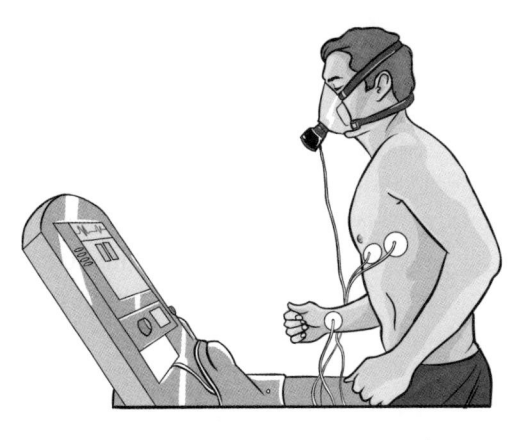

FIGURA 11.1 **TESTE CARDIOPULMONAR DE EXERCÍCIO.**

86 QUAIS SÃO OS OBJETIVOS DA AVALIAÇÃO PRÉ-PARTICIPAÇÃO?

Os objetivos da avaliação pré-participação (APP) são: definir a condição de saúde que determine alguma limitação ou restrição, triagem para morte súbita, predisposição de lesões, predição da condição física e auxílio na orientação para o plano de treinamento.

ATIVIDADE FÍSICA E REABILITAÇÃO CARDÍACA

Felix Albuquerque Drummond
Salvador Ramos

87. POR QUE O PROGRAMA DE REABILITAÇÃO CARDÍACA (PRC) DEVE TER INÍCIO PRECOCEMENTE NO HOSPITAL OU LOGO APÓS A ALTA HOSPITALAR?

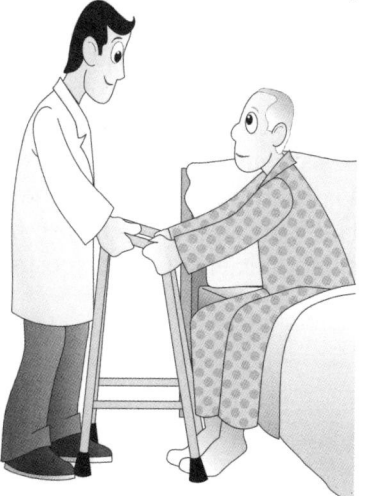

A mobilização precoce – através de exercícios de mobilidade articular, saída do leito o mais breve possível para sentar e/ou caminhar – diminui os riscos de complicações pós-evento cardíaco. Os exercícios respiratórios diminuem os riscos de infecção e preparam para o treino da musculatura inspiratória, importante componente do PRC. Estudos científicos demonstram que quanto mais precoce o início do PRC menores os riscos de complicações, com redução das reinternações e o alcance mais rápido de uma condição de saúde muito próxima à normalidade para uma vida ativa social e laboral.

88 QUAIS SÃO OS **PRINCIPAIS COMPONENTES** DE UM PROGRAMA DE REABILITAÇÃO CARDÍACA (PRC)?

Os principais componentes de um PRC são: exercícios físicos, controle dos fatores de risco e educação para a saúde. Os exercícios físicos são essenciais para a recuperação funcional e o retorno ao mais próximo de uma vida normal. O programa de exercícios físicos tem vários componentes. Um deles é a atividade aeróbica, com um treinamento cardiorrespiratório através de caminhadas, corridas, pedaladas em esteira ergométrica ou cicloergômetro e mobilizando grandes grupos musculares. Outro componente é a atividade muscular com aparelhos ou pesos livres para resistência e força muscular dos principais grupos musculares, visando ganho de força e massa muscular, determinando maior segurança e equilíbrio na realização das atividades de vida diária. O treino muscular inspiratório é parte importante na melhora da eficiência muscular, reduzindo complicações e aumentando os indicadores de proteção cardiovascular. Os exercícios de potência muscular podem ser benéficos na melhora da eficiência da resposta a estímulos rápidos e também são componentes do programa os exercícios de flexibilidade e alongamento, importantes para melhora da mobilidade articular e eficiência das respostas musculares aos estímulos.

Atividades na água também podem ser alternativas interessantes para o condicionamento cardiorrespiratório e muscular. No contexto mais amplo do PRC, o controle dos fatores de risco está associado a uma vida mais ativa, à reeducação alimentar e ao manejo do *stress*. Cabe salientar que estas ações devem fazer parte do tratamento que inclui a manutenção e o uso adequado dos medicamentos. Já a educação para saúde busca orientar sobre as etapas do PRC com ênfase no autocontrole e autoconhecimento para que o paciente tenha limites e parâmetros seguros para as suas atividades, informar sobre o impacto positivo do programa sobre os fatores de risco cardiovascular e mostrar, na prática, que é viável superar um evento cardíaco e com uma melhor qualidade de vida.

13

NUTRIÇÃO

Dolores Moreno
Karine Zortéa
Maria Estela Monserrat Ramos

89 QUAIS SÃO E QUE IMPORTÂNCIA TÊM OS PARÂMETROS PARA QUE ALGUÉM SEJA CONSIDERADO OBESO?

A obesidade pode ser classificada em três tipos (de acordo com a distribuição de gordura corporal): androide, ginoide ou generalizada.

A obesidade androide é aquela localizada na região abdominal, lembra o formato de uma maçã e está relacionada às doenças cardiovasculares; a obesidade ginoide caracteriza-se por um acúmulo de gordura localizada nos quadris e lembra o formato de uma pêra; já a obesidade generalizada está distribuída de forma homogênea em todo corpo.

Existem diferentes métodos para identificarmos se uma pessoa é obesa, como pelo índice de massa corporal, circunferência abdominal ou pelo percentual de gordura. O índice de massa corporal – conhecido como IMC – é calculado através da relação peso e estatura pela fórmula: peso/altura². É uma medida rápida e simples a ser realizada e importante para avaliar se o peso está adequado em relação à altura, porém não analisa a distribuição de gordura corporal. De acordo com os valores do IMC (em kg/m²) a Organização Mundial de Saúde (OMS) sugere a seguinte classificação para adultos na faixa etária de 19 a 60 anos: abaixo de 18,5 = baixo peso; entre 18,5 e 24,9 = normalidade; entre 25 e 29,9 = excesso de peso; entre 30 e 34,9 = obesidade grau I; entre 35 e 39,9 = obesidade grau II; acima de 40 = obesidade grau III ou obesidade mórbida. Para indivíduos com mais de 60 anos têm sido propostos valores diferentes. Uma classificação para essa faixa etária frequentemente utilizada na prática é a de *Lipschitz*: abaixo de 22 = baixo peso; entre 22 e 27 = normalidade; acima de 27 = excesso de peso. Outro método utiliza a circunferência abdominal, medida muito importante, pois a gordura localizada na região abdominal está diretamente relacionada às doenças cardiovasculares. Essa gordura, também chamada de gordura visceral, está localizada em volta dos órgãos do abdome. A medida é feita com uma fita métrica, de preferência com um profissional capacitado. A OMS recomenda, de acordo com a medida dessa circunferência em centímetros, a seguinte classificação: para homens – ≥ 94 = aumentada; ≥ 102 = muito aumentada; para mulheres – ≥ 80 = aumentada; ≥ 88 = muito aumentada. O método do percentual de gordura corporal indica a quantidade total de gordura que o nosso corpo possui. Essa medida pode ser feita com adipômetros ou com equipamentos de bioimpedância elétrica. O adipômetro é um instrumento utilizado para medir as pregas cutâneas e determinar o percentual da gordura corporal e a massa livre de gordura (massa magra). Em obesos mórbidos essa técnica não é indicada devido à dificuldade em medir corretamente as pregas, que podem estar muito aumentadas. Já a bioimpedância elétrica consiste na passagem de uma corrente elétrica de baixa intensidade e de alta frequência através do corpo, porém imperceptível. Possibilita medir o percentual de gordura, massa magra e o percentual

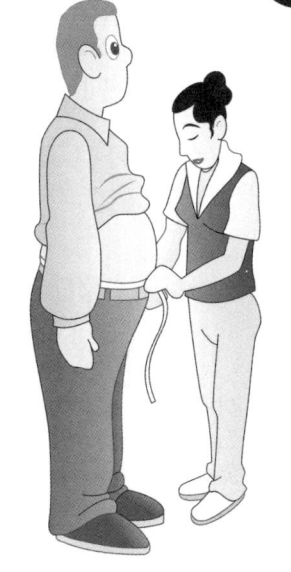

de água do organismo. Os valores de referência dos percentuais de gordura corporal, de acordo com Lohman e colaboradores, são: para homens – 6 a 14: abaixo da média; 15 = média; 16 a 24 = acima da média; ≥ 25 = risco de doenças associadas à obesidade; para mulheres – 9 a 22 = abaixo da média; 23 = média; 24 a 31 = acima da média; ≥ 32 = risco de doenças associadas à obesidade.

90 COMO DEVE SER FEITO O TRATAMENTO DO OBESO?

A obesidade é uma doença crônica e complexa, pois envolve fatores genéticos, emocionais e ambientais, por isso, o seu tratamento deve ser feito por uma equipe multidisciplinar, com metas estabelecidas em longo prazo. Para se atingir o emagrecimento é necessário obter um balanço energético negativo, ou seja, consumir menos energia do que se gasta através de uma restrição calórica. Dietas muito restritivas e rígidas geralmente não são sustentáveis, trazendo insucesso para o tratamento e frustrações. Uma reeducação alimentar é mais efetiva, através da aquisição de novos hábitos alimentares, com uma dieta rica em fibras (frutas, vegetais, cereais integrais), laticínios desnatados, carnes magras, baixo teor de gordura e bastante água. O tratamento requer uma mudança no estilo de vida, incorporando não só uma dieta balanceada, mas também a prática de atividade física regular. Essas mudanças comportamentais ocorrem de forma lenta e gradativa e, para manutenção do peso reduzido, os novos hábitos devem ser mantidos por toda a vida.

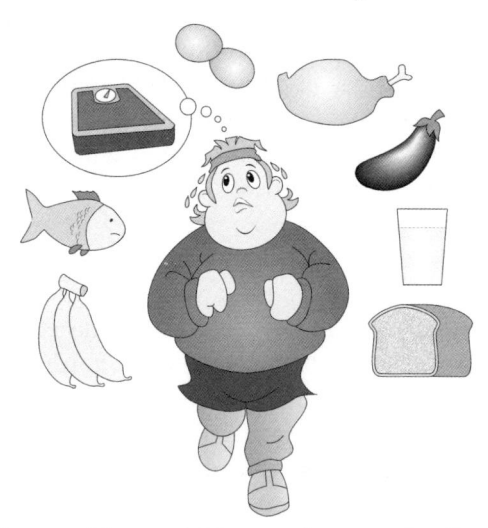

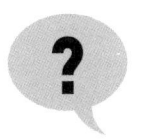

COMO EU POSSO ME PREVENIR E TER UMA VIDA MAIS SAUDÁVEL ATRAVÉS DA ALIMENTAÇÃO?

Seguindo uma dieta balanceada que seja rica em frutas, vegetais, alimentos integrais, laticínios desnatados, carnes magras, fibras e muita água. Fazer pelo menos três refeições principais por dia (café da manhã, almoço e jantar) e dois lanches saudáveis (lanche da manhã e lanche da tarde). Beber de seis a oito copos de líquidos por dia, de preferência água. Consumir pelo menos três porções de frutas e três de vegetais por dia. Preferir alimentos integrais, como pães, arroz, macarrão. Esses alimentos possuem fibras que auxiliam no bom funcionamento do intestino, além de proporcionar saciedade prolongada. Evitar açúcar, doces e sobremesas. Evitar frituras, preferindo alimentos cozidos, grelhados ou assados. Comer arroz e feijão pelo menos cinco vezes por semana, pois essa combinação é muito saudável. Ingerir pelo menos três porções de laticínios desnatados por dia, como leite de vaca ou soja, iogurtes e queijos brancos. Controlar o consumo de carne vermelha, preferindo carnes brancas, como aves e peixes. Diminuir a quantidade de sal. Não levar o saleiro à mesa e ficar atento aos rótulos dos alimentos, preferindo aqueles que têm menor quantidade de sódio. Comer devagar e mastigar bem os alimentos, pois uma mastigação adequada ajuda na digestão e no controle da quantidade de alimentos ingeridos. Evitar o consumo de bebidas alcoólicas e ter uma vida mais ativa fisicamente.

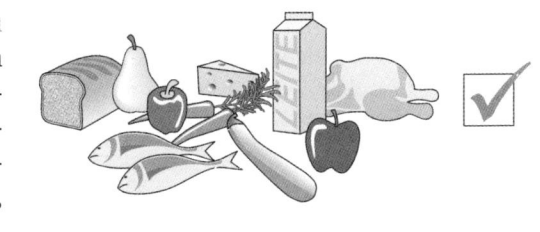

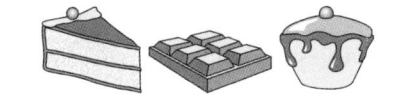

92. OS **ALIMENTOS FUNCIONAIS** AJUDAM NO TRATAMENTO DE DOENÇAS CARDIOVASCULARES?

Alimentos funcionais são aqueles que possuem importantes propriedades além das funções nutricionais básicas e que trazem benefícios adicionais à saúde. Em relação às doenças cardiovasculares, existem alguns alimentos que podem auxiliar na redução dos fatores de risco cardiovascular. Um exemplo disso são as fibras, que são classificadas em solúveis e insolúveis. As fontes de fibras solúveis são: a aveia, as partes internas das frutas, a cevada e as leguminosas (feijão, grão de bico, lentilha e ervilha). Essas fibras, principalmente a aveia, reduzem a absorção do colesterol pelo corpo e podem diminuir moderadamente o colesterol. Já as fibras insolúveis, presentes nas cascas de frutas, farelo de trigo, grãos e hortaliças, não atuam sobre o colesterol, mas aumentam a saciedade, auxiliando na redução da ingestão calórica. A recomendação da ingestão de fibra alimentar total para adultos é de 20 a 30 g/dia, 5 a 10 g destas devendo ser solúveis, como medida adicional para a redução do colesterol. Outro exemplo são os fitosteróis, que são substâncias encontradas nos vegetais e que competem com a absorção do colesterol no intestino. Uma dieta balanceada com quantidades adequadas de vegetais fornece aproximadamente 200 a 400 mg de fitosteróis, no entanto, é necessária a ingestão de 2 g/dia de fitosteróis para a redução média de 10% a 15% do LDL colesterol. Os fitosteróis não influenciam os níveis plasmáticos de HDL colesterol e de triglicerídeos. A proteína de soja, cuja ingestão de 25 g/dia pode reduzir até 6% do LDL colesterol, pode ser considerada como auxiliar no tratamento da hipercolesterolemia. As principais fontes de soja na alimentação são o feijão de soja, o óleo de soja, o queijo de soja (tofu), o molho de soja (*shoyo*), a farinha de soja, o leite de soja e o concentrado proteico da soja. Os flavonoides, entre os antioxidantes presentes na dieta, também estão envolvidos na prevenção do risco de doença arterial coronariana e são encontrados em verduras, frutas (cereja, amora, uva, morango, jabuticaba), grãos, sementes, castanhas, condimentos, ervas e também em bebidas como vinho tinto, suco de uva e chás. Não há evidência científica de que suplementos em cápsulas de vitaminas antioxidantes (vitaminas E, C ou betacaroteno) previnam doenças cardiovasculares, entretanto, é importante manter uma alimentação rica em frutas e vegetais diversificados que fornecerá quantidades apropriadas de substâncias antioxidantes. Vários outros exemplos, como os ácidos graxos ômega-3, a quitosana, a ingestão de cebola, alho e azeitona também podem ser citados como alimentos funcionais.

QUAIS **GORDURAS ALIMENTARES** DEVEM SER RESTRINGIDAS E QUAIS SÃO RECOMENDADAS PARA QUEM TEM O COLESTEROL AUMENTADO?   93

As gorduras do tipo saturadas e do tipo trans devem ser restringidas. As principais fontes de gordura saturada são de origem animal (manteiga, banha, toucinho, carnes, leites e laticínios

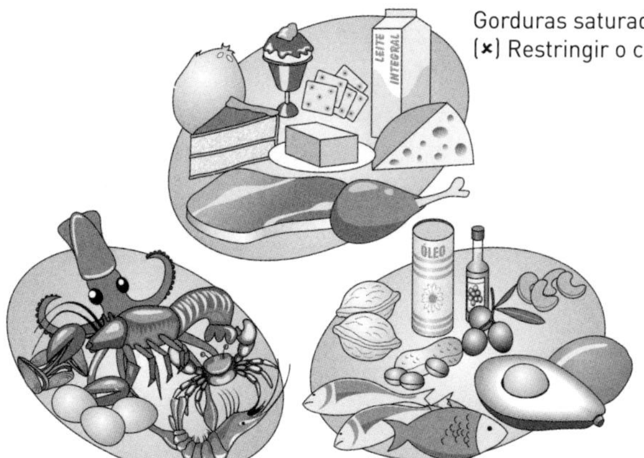

Gorduras saturadas e trans:
(✗) Restringir o consumo

Alimentos ricos em colesterol:
(✗) Consumir com moderação

Gorduras insaturadas e poli-insaturadas:
(✓) Consumir com moderação

FIGURA 13.1 **OS DIVERSOS TIPOS DE GORDURA E O COLESTEROL.**

integrais), estando também presentes em alguns óleos vegetais, como o de coco e no azeite de dendê. É recomendado que o total de gordura saturada não ultrapasse 7 a 10% do total de calorias ingeridas por dia. As gorduras trans ou gorduras vegetais hidrogenadas são consideradas mais prejudiciais do que as saturadas, pois além de aumentarem o LDL, reduzem o HDL e aumentam os triglicerídeos. Pelo baixo custo, são muito utilizadas pela indústria alimentícia, sendo encontradas em margarinas, sorvetes, tortas, produtos de confeitaria e muitos outros. O total de gorduras trans deve ser menor do que 1% do total de calorias diárias ingeridas. Também alimentos ricos em colesterol propriamente dito, como a gema de ovo e frutos do mar (camarão), devem ser evitados nos indivíduos com hipercolesterolemia. As gorduras do tipo insaturadas, consumidas com moderação para evitar o ganho de peso por serem calóricas, não alteram o colesterol. São divididas em monoinsaturadas (azeite de oliva, azeitonas, abacate, castanhas, nozes, amêndoas e óleos vegetais) e poli-insaturadas (peixes, óleos vegetais e óleo de peixe). Algumas recomendações são importantes no consumo de óleos e gorduras, como: utilizar pequenas quantidades de óleo vegetal quando cozinhar, preferindo formas de preparo como assados, cozidos, ensopados, grelhados; banha e frituras devem ser evitadas. Para cozinhar, preferir os óleos de canola, milho, algodão, girassol ou soja. Uma lata de 900 mL é suficiente para o preparo de refeições de uma família de quatro pessoas durante um mês e para temperar saladas, o azeite de oliva é uma ótima opção. Observar no rótulo do produto se ele é puro, pois muitos são adicionados de outros tipos de óleos. Deve ser utilizado com moderação, pois tem alto valor calórico. Outra recomendação importante é a leitura do rótulo dos alimentos, evitando aqueles com alto teor de gordura total, gordura saturada, gordura trans e colesterol.

94. PARA REDUZIR OS TRIGLICERÍDEOS, QUAL A ORIENTAÇÃO NUTRICIONAL?

Reduzir a ingestão de bebidas alcoólicas, açúcar e doces em geral, pães, massas e farináceos, além da gordura total da dieta. As gorduras do tipo ômega-3 têm a capacidade de reduzir os níveis de triglicerídeos, podendo ser consideradas no tratamento. As principais fontes são peixes de águas frias e profundas (salmão, sardinha, cavala, arenque) e semente de linhaça. A indicação de suplementos de ômega-3 na forma de cápsulas deve ser feita pelo médico ou nutricionista, devendo ser evitado o consumo por conta própria.

95. QUANTO DE SAL O HIPERTENSO PODE INGERIR POR DIA?

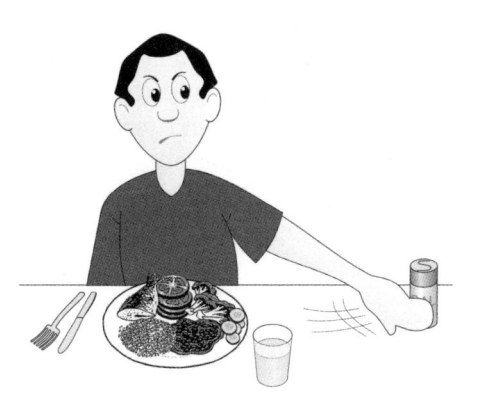

A resposta à redução de sal varia entre os indivíduos, sendo esse comportamento conhecido como sensibilidade ao sal. Apesar das diferenças, mesmo modestas reduções na ingestão de sal são, em geral, eficientes na redução da pressão arterial. O sal é composto de cloreto de sódio, sendo o sódio o responsável pelas alterações da pressão arterial. A necessidade nutricional de sódio do ser humano é cerca de 500 mg por dia, encontrados em aproximadamente 1,2 g de sal. A Organização Mundial de Saúde definiu recentemente que 5 g de cloreto de sódio ou sal de cozinha, o que corresponde a 2 g (2.000 mg) de sódio, é a quantidade máxima considerada saudável para a ingestão diária. As VI Diretrizes Brasileiras de Hipertensão recomendam reduzir a ingestão de sal para não mais do que 5 g por dia, sendo 3 gramas do sal adicionado aos alimentos (o que corresponde a 3 colheres rasas de café) e as restantes 2 gramas no sal encontrado nos próprios alimentos. Observe que no rótulo dos alimentos, em geral, o sódio é apresentado em mg.

96 QUAIS AS RECOMENDAÇÕES PARA O HIPERTENSO EM RELAÇÃO AO CONSUMO DE BEBIDAS ALCOÓLICAS?

O aumento da ingestão de etanol aumenta a pressão arterial, estando associado a um maior risco cardiovascular. Por existirem ainda controvérsias quanto à segurança e ao benefício cardiovascular de baixas doses, considerando ainda os riscos do consumo exagerado de bebidas alcoólicas na sociedade, as VI Diretrizes Brasileiras de Hipertensão recomendam que não se justifica sugerir àqueles que não têm o hábito de beber que o façam. Para aqueles que têm o hábito, por vezes envolvendo até questões culturais, a recomendação é de não ultrapassar 30 g de etanol ao dia para os homens, de preferência não habitualmente, sendo a metade (15 g) para as mulheres. Esses 30 g de etanol são encontrados, aproximadamente, em duas latas de 350 mL cada ou em uma garrafa de 650 mL de cerveja, duas taças de 150 mL ou uma taça de 300 mL de vinho, em duas doses de 50 mL ou em três doses de 30 mL de uísque, vodca ou aguardente.

97 EXISTE ALGUMA DIETA, BASEADA EM EVIDÊNCIAS CIENTÍFICAS, PARA SER RECOMENDADA AO HIPERTENSO?

Sim. A Dieta DASH (Do inglês, *Dietary Approaches to Stop Hypertension*) é um programa alimentar criado por importantes instituições americanas e que vem sendo estudada há algumas décadas. Caracteriza-se por uma alimentação rica em frutas, verduras, cereais integrais, oleaginosas e leguminosas, além do consumo de laticínios com pouca gordura, também pobre em gordura saturada e em colesterol. Os primeiros grandes estudos mostrando os efeitos benéficos na redução da pressão arterial são da década de 1990 e desde então várias publicações têm confirmado essa efetividade. Mais recentemente, a adoção de um padrão alimentar tipo DASH tem evidenciado importantes resultados na redução de eventos cardiovasculares e mortalidade, como observado no conhecido estudo das enfermeiras americanas.

O QUE É A **DIETA MEDITERRÂNEA** E POR QUE ELA É CONSIDERADA IMPORTANTE NA PREVENÇÃO DAS DOENÇAS CARDIOVASCULARES? 98

A Dieta Mediterrânea ficou conhecida – ainda na década de 1940 – a partir da observação de uma baixa prevalência de doenças cardiovasculares e uma das maiores expectativas de vida do planeta, feita por um pesquisador chamado Ancel Keys em populações que habitavam a costa do Mar Mediterrâneo. Keys realizou um estudo que ficou conhecido como Estudo dos Sete Países, no qual se observou, num acompanhamento de 13 mil homens, por 10 anos, e inicialmente sem doença arterial coronariana (DAC), que havia uma associação direta entre maior ingestão de gordura saturada, maiores níveis sanguíneos de colesterol e maior incidência de DAC. O que chamou a atenção de Keys foi que na Grécia, um dos países estudados e de menor incidência de DAC, a ingestão de gordura era significativa, porém essa dieta era rica em gordura do tipo monoinsaturada, na qual se destaca o consumo abundante do azeite de oliva e de gordura poli-insaturada do tipo ômega-3 (presente nos peixes e frutos do mar) (Figura 13.2). Fazem parte também da Dieta Mediterrânea uma riqueza de frutas e verduras, oleaginosas, temperos e ervas aromáticas, vinho em baixa quantidade, além de outros componentes.

Uma alimentação tipo mediterrânea foi testada em pacientes após um primeiro infarto na Universidade de Lyon, mas o estudo foi interrompido precocemente (após 27 meses) devido à importante redução de eventos como reinfarto e mortalidade no grupo que ingeria o padrão alimentar mediterrâneo. Recentemente, um importante estudo mostrou redução de eventos em indivíduos de alto risco, como diabéticos, tabagistas, hipertensos, dislipidêmicos e outros. Esse estudo, programado para 6 anos de seguimentos, foi interrompido aos 4,8 anos devido aos significativos benefícios nos que ingeriam uma dieta mediterrânea comparados aos que faziam uma dieta restrita em gorduras. Vários estudos têm mostrado os benefícios da Dieta Mediterrânea, que ao lado da Dieta DASH são consideradas as mais saudáveis, principalmente em relação ao risco cardiovascular.

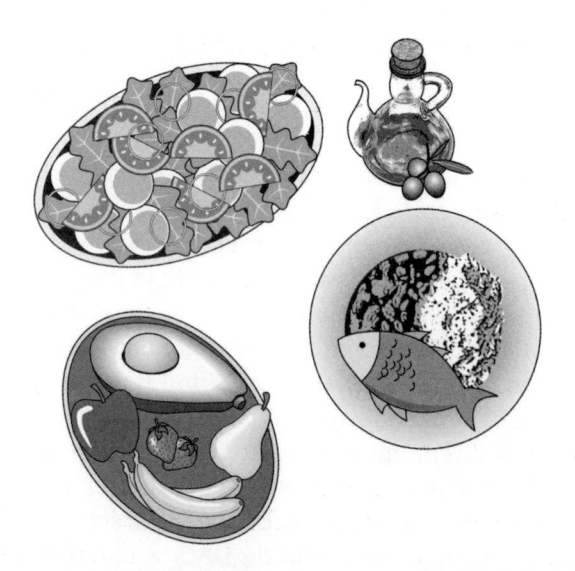

FIGURA 13.2 **A DIETA MEDITERRÂNEA É RICA EM FRUTAS, VERDURAS, OLEAGINOSAS, GORDURAS MONOINSATURADAS (AZEITE DE OLIVA), GORDURAS POLI-INSATURADAS DO TIPO ÔMEGA-3 (PRESENTE NOS PEIXES E FRUTOS DO MAR), ENTRE OUTROS ALIMENTOS.**

CONDIÇÕES PSICOSSOCIAIS E PSICONEUROLÓGICAS

Aniele Souza

QUAIS SÃO OS FATORES PSICOSSOCIAIS RELACIONADOS AO SURGIMENTO DE CARDIOPATIAS?

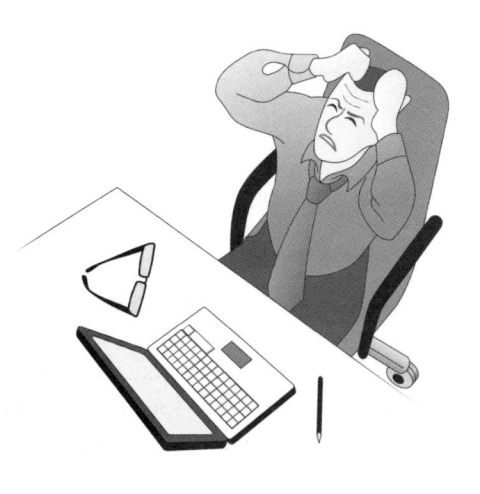

Existem diversos fatores de risco para o surgimento das cardiopatias, dentre eles, destacam-se os fatores psicossociais. Um tipo de personalidade, conhecido como tipo A, é mais propenso à DAC. São descritos como pessoas extremamente competitivas, emergentes, hostis, agressivas, com pouca tolerância a frustração e que pouco valorizam os momentos de lazer e descanso, dedicando-se, quase que exclusivamente, às atividades profissionais. O ambiente social, familiar e cultural em que o indivíduo está inserido, falta de apoio e isolamento social, estilo de vida, baixo *status* socioeconômico, ansiedade, depressão, raiva, história de perdas (morte de pessoas próximas e familiares, perda do emprego, aposentadoria, separação conjugal, perda de capacidades intelectuais e físicas, saída dos filhos de casa...) e *stress* emocional também fazem parte dos fatores psicossociais. O *stress* desencadeia algumas reações fisiológicas no corpo humano, através da estimulação da liberação de substâncias que afetam o sistema cardiovascular. Interfere na imunidade gerando um desequilíbrio interno no organismo, facilitando o aparecimento de diversas doenças como as dermatológicas, gastrointestinais, processos inflamatórios e infecciosos, doenças autoimunes e, particularmente, as cardiovasculares (doença arterial coronariana, hipertensão, arritmias, insuficiência cardíaca e morte súbita).

100 A DESCOBERTA DE UMA CARDIOPATIA E A INDICAÇÃO DE CIRURGIA CARDÍACA SÃO FATORES PREDISPONENTES PARA O SURGIMENTO DE UM QUADRO DE **DEPRESSÃO?**

A percepção de perda da saúde e a instalação de uma doença são situações que podem manifestar sintomas depressivos. Alguns estudos evidenciam que 20 a 40% das pessoas que apresentam alguma doença cardíaca manifestam depressão em algum período do curso da doença. Essa situação de fragilidade gera um desequilíbrio biopsicossocial que leva a pessoa a algumas reações emocionais, que são observadas através da manifestação de sentimentos de culpa, negação, raiva, isolamento social, mudança de ambiente, perda da identidade, labilidade afetiva, medo de invalidez e morte e o replanejamento de valores e estilo de vida. Não é apenas a descoberta de uma enfermidade que pode levar o indivíduo a apresentar sintomas depressivos ou a desenvolver um quadro de depressão. A indicação de cirurgia cardíaca também pode e, normalmente, desencadeia reações depressivas intensas, por ser um procedimento invasivo que desperta diversas fantasias e sentimentos. Esses são semelhantes aos despertados na descoberta de uma doença, porém com algumas peculiaridades, como medo e dúvidas relacionados ao procedimento, medo de invalidez e morte, medo da perda das funções e papéis familiares e sociais, da perda da capacidade funcional (trabalho), do abandono do cônjuge, medo da perda das funções sexuais e dificuldades de aceitar algumas limitações e readaptações necessárias pós-cirurgia.

O QUE SÃO OS DISTÚRBIOS PSICONEUROLÓGICOS OBSERVADOS NO PÓS-OPERATÓRIO DAS CIRURGIAS CARDÍACAS?

Distúrbios psiconeurológicos são alterações emocionais e do sistema nervoso (neurológicas). No pós-operatório das cirurgias cardíacas são observadas algumas dessas alterações. A circulação extracorpórea (máquina que faz o papel do pulmão, oxigenando o sangue, e do coração, bombeando-o), utilizada no procedimento cirúrgico, é a principal responsável por essas alterações devido às bolhas de ar, partículas e gordura que podem circular na corrente sanguínea. A diminuição de oxigênio e da pressão arterial que acontecem durante a cirurgia também podem ocasionar danos ao sistema nervoso. Outros fatores, além da circulação extracorpórea, contribuem para o surgimento de alterações psiconeurológicas, como o uso de medicamentos anticoagulantes, a hipotermia (baixa temperatura do corpo) durante a cirurgia, história anterior de pressão alta, a diabetes, as doenças neurológicas e psiquiátricas e a realização de cirurgia de emergência, sem preparação clínica. As variáveis situacionais e ambientais do pós-operatório imediato são outros fatores predisponentes. Nesse período, o paciente encontra-se em ambiente desconhecido, ruidoso, movimentado, com interferências negativas na qualidade do sono, com presença de pessoas desconhecidas, com perda da noção temporal (dia, noite e hora), perda da privacidade e diminuição da capacidade de comunicação devido à utilização de aparelhos (remédios, tubos, drenos). Nesse período é comum o surgimento de algumas alterações psicológicas, como delírio, alucinações auditivas e visuais, desorientações no tempo e espaço, quadros de depressão e ansiedade que podem chegar ao ataque de pânico.

102 EXISTE RELAÇÃO ENTRE MOTIVAÇÃO, ADERÊNCIA E SUCESSO NOS TRATAMENTOS DAS DOENÇAS CARDIOVASCULARES?

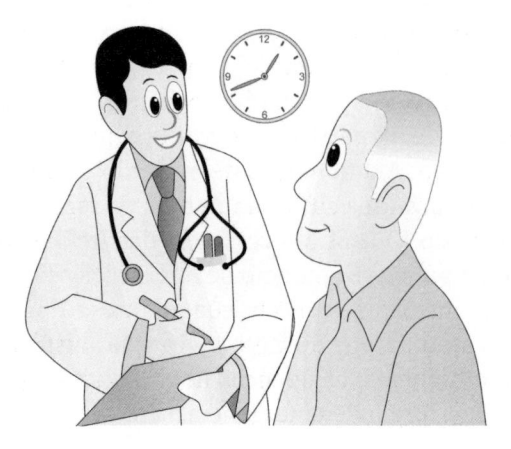

Sim. É fundamental e de extrema importância que o paciente cardiopata esteja ciente de sua doença, do curso, prognóstico e tratamento, com isso se tornará conhecedor de sua enfermidade, aumentando sua atividade e participação no processo de recuperação. O tratamento realizado deve ser multidisciplinar, ou seja, diversas áreas da saúde (medicina, nutrição, fisioterapia, enfermagem, educação física e psicologia) devem estar envolvidas no processo. O trabalho psicológico compreende mudanças no pensamento e comportamento do paciente, bem como o tratamento dos transtornos comportamentais que surgem no processo do adoecimento. Além disso, cabe ao psicólogo propiciar ao paciente um maior discernimento e autocontrole de sua doença, elevando sua autoestima, sua confiança e motivação para o enfrentamento da enfermidade e suas consequências. Uma vez motivado e visualizando resultados positivos com melhora clínica, o paciente torna-se confiante e aderente, culminando no sucesso do tratamento proposto.

LISTA DE QUESTÕES

1. O que é a angina de peito?..... 20
2. O que é infarto agudo do miocárdio? 21
3. Qual a diferença entre "infarto" e "infarte"?.............. 22
4. Como e por que ocorre a obstrução ("entupimento") de uma artéria coronária?.......... 22
5. É possível infarto sem dor?................................ 23
6. Parada cardíaca é o mesmo que infarto do miocárdio? 23
7. Meus pais morreram de infarto. É esse o meu caminho? 24
8. Como é feito o tratamento da angina? 25
9. Como é feito o tratamento do infarto?........... 25
10. Em que situações devem ser indicados *stent* coronário e/ou cirurgia de revascularização?.................. 27
11. Existem diferenças entre os *stents* cardíacos? 27
12. Os *stents* coronários têm uma vida útil (duração)? 28
13. Cirurgias de ponte de safena e ponte de mamária são a mesma coisa? 28
14. As pontes de safena e mamária têm uma vida útil (duração)? 29
15. Quem teve infarto, colocou *stents* ou fez cirurgia de revascularização pode voltar a fazer exercícios físicos? 29
16. O que é o acidente vascular cerebral (AVC), popular derrame?.................. 30

#	Pergunta	Pág.
17	Qual a frequência e a importância do AVC na prática?	31
18	Quais os sintomas de quem está tendo um AVC?	32
19	O que devo fazer? Quando pedir ajuda?	32
20	Quais são as condições que aumentam a chance de ter AVC?	32
21	Qual estilo de vida aumenta o risco de AVC?	33
22	Minha família tem casos de AVC, devo me preocupar?	33
23	Como o médico faz o diagnóstico do AVC?	33
24	Qual é o tratamento do AVC?	34
25	É necessário fazer cirurgia no tratamento do AVC?	34
26	Como posso evitar um AVC?	35
27	Depois de um AVC, posso voltar ao que era antes?	35
28	Por quanto tempo devo continuar indo ao médico?	36
29	Como e em que situações é feito o implante de uma válvula aórtica por cateter?	37
30	O que é um aneurisma da aorta?	39
31	Como o aneurisma da aorta é detectado?	40
32	O aneurisma da aorta representa uma sentença de morte?	40
33	Quais as formas de tratamento dos aneurismas da aorta?	41
34	O tratamento dos aneurismas pela virilha (por cateter) é mais seguro?	43
35	Quais são os riscos de um estreitamento na artéria carótida?	44
36	Quais as alternativas de tratamento para um estreitamento crítico das artérias carótidas?	45
37	Quais são as manifestações da obstrução das artérias das pernas?	46
38	Como se pode tratar a obstrução dos vasos das pernas?	47
39	O que é insuficiência cardíaca e quais são seus sintomas mais comuns?	49
40	Quais as causas da insuficiência cardíaca?	50
41	A pessoa que apresenta insuficiência cardíaca pode fazer exercícios físicos?	50
42	Por que os pacientes com insuficiência cardíaca devem restringir o consumo de sal?	51
43	Terei de me aposentar caso confirmada insuficiência cardíaca?	51
44	Por que o médico solicita aos pacientes com insuficiência cardíaca que verifiquem o peso corporal diariamente?	52
45	Para tratar insuficiência cardíaca basta somente tomar os remédios como o médico solicita?	53

46 Posso manter atividade sexual normalmente mesmo tendo insuficiência cardíaca?................................53

47 O que é uma arritmia cardíaca?.................55

48 Quais os principais tipos de arritmias cardíacas?..........56

49 Todas as arritmias cardíacas são graves?............56

50 Palpitação e taquicardia é a mesma coisa?..................56

51 Notarei algum sintoma se tiver arritmia?....................57

52 Quando faço o eletrocardiograma convencional e ele é normal, eu ainda posso ter arritmias cardíacas?.........57

53 Existem algumas doenças que são mais relacionadas a arritmias cardíacas?...........58

54 A que riscos estarei exposto caso eu não investigue se possuo ou não arritmias cardíacas?.......58

55 Tenho ouvido falar sobre uma arritmia chamada fibrilação atrial. O que significa?......................59

56 Existe alguma arritmia cardíaca que tenha relação direta com morte?..................60

57 O que é o Holter?...................60

58 O que é e para que serve o marca-passo cardíaco?.......61

59 Quais cuidados deve ter quem colocou um marca-passo?..................62

60 Quais são os sintomas da hipertensão arterial, conhecida como pressão alta?..........................64

61 Quais são as causas da pressão alta?......................65

62 Posso parar de tomar os remédios da pressão quando ela estiver controlada?...............................66

63 Remédio para pressão causa impotência sexual?......66

64 Além dos medicamentos, quais outras medidas auxiliam na redução da pressão alta?......................66

65 Como é feito o diagnóstico de diabetes?........67

66 Qual o tratamento do diabetes?............................67

67 Quais são os sinais e sintomas do diabetes?............69

68 Quem tem diabetes tem mais alterações cardíacas do que quem não tem?......................70

69 Quais cuidados o diabético deve ter quanto aos "avisos do coração"?..70

70 O diabetes tem cura?..............70

71 O que são dislipidemias?........71

72 Quem não come gorduras pode ter dislipidemia?...........................72

73 Quais são os principais tipos de colesteróis?...............72

74 Se a pessoa é magra pode ficar tranquila porque o seu colesterol será normal?.........................72

75 Meus pais têm colesterol elevado, devo me preocupar?..............73

76 Com que idade devemos medir o colesterol pela primeira vez?.........................73

77 O exercício físico ajuda no tratamento das dislipidemias?........................ 74

78 Meu colesterol normalizou com remédio. Posso parar com o medicamento?............ 74

79 Além de problemas pulmonares, o cigarro também pode levar à alterações cardíacas?............ 75

80 Se fumou durante muitos anos não adianta mais parar porque o "estrago" já está feito?........... 76

81 Vale a pena diminuir o número de cigarros?........... 76

82 Quais recursos disponho para parar de fumar?............ 76

83 Quais os benefícios do exercício físico para o coração?.............................. 77

84 Para que serve a avaliação pré-participação para se fazer parte de um programa de exercícios?....... 78

85 Como são os exames na avaliação pré-participação?.................. 79

86 Quais são os objetivos da avaliação pré-participação?.................. 80

87 Por que o programa de reabilitação cardíaca (PRC) deve ter início precocemente no hospital ou logo após a alta hospitalar?................... 81

88 Quais são os principais componentes de um programa de reabilitação cardíaca (PRC)?...................... 82

89 Quais são e que importância têm os parâmetros para que alguém seja considerado obeso?..................................... 84

90 Como deve ser feito o tratamento do obeso?......... 86

91 Como eu posso me prevenir e ter uma vida mais saudável através da alimentação?..................... 87

92 Os alimentos funcionais ajudam no tratamento de doenças cardiovasculares?.................. 88

93 Quais gorduras alimentares devem ser restringidas e quais são recomendadas para quem tem o colesterol aumentado?.......... 89

94 Para reduzir os triglicerídeos, qual a orientação nutricional?......... 91

95 Quanto de sal o hipertenso pode ingerir por dia?............. 91

96 Quais as recomendações para o hipertenso em relação ao consumo de bebidas alcoólicas?........... 92

97 Existe alguma dieta, baseada em evidências científicas, para ser recomendada ao hipertenso?............................. 92

98 O que é a dieta mediterrânea e por que ela é considerada importante na prevenção das doenças cardiovasculares?.................. 93

103

LISTA DE QUESTÕES

99 Quais são os fatores psicossociais relacionados ao surgimento de cardiopatias?........................... 95

100 A descoberta de uma cardiopatia e a indicação de cirurgia cardíaca são fatores predisponentes para o surgimento de um quadro de depressão?..... 96

101 O que são os distúrbios psiconeurológicos observados no pós-operatório das cirurgias cardíacas? 97

102 Existe relação entre motivação, aderência e sucesso nos tratamentos das doenças cardiovasculares?.................. 98